もう慌てない！

子どもの皮膚病

この一冊

執筆 **川島 裕平**
東京都済生会中央病院 皮膚科

監修 **川島 眞**
東京女子医科大学 名誉教授

メディカルレビュー社

執筆者一覧

執　筆

川島 裕平　東京都済生会中央病院 皮膚科

監　修

川島 眞　東京女子医科大学 名誉教授

序　文

　熱が出た、咳が止まらない、おなかが痛い、など子どもはしばしば体の不調を訴えます。いつもの風邪かな？おなかが冷えたのかな？と思いながらも、重大な病気が隠されているのでは、と不安になることもあります。子どもの病気は親にとっては心配の種です。

　では、子どもの皮膚病はどうでしょうか？　熱や咳と違い、普段からときどき訴える症状ではなく、親にとっても見るのは初めてということが多くなります。自分が子どものときにかかったことがある病気でも忘れてしまったり、別の病気ではと考えてしまいがちです。

　そのようなときに、手元にやさしく読める子どもの皮膚病に関する本があると、どんなに不安が和らぐのではと考え、今回の本を企画しました。

　子どもに起こる皮膚病のなかで、しばしばみられる23の病気を取り上げました。それらの病気について、なるべく分かりやすく症状と原因を解説し、家庭でできるケア、すぐに病院に行かなければならない症状、についても一目で分かるようにしました。「あ、この病気かもしれない！」「とりあえず自宅で、こうすればいいんだ」「これはすぐに皮膚科のお医者さんにかからなければ！」と判断できます。もちろん、子どもに多いとはいえ、大人にも起こる病気も入っていますので、両親にとりましても参考にしていただけます。

　この本をいつでも取り出せるところに置いていただき、必要なときに活用していただければ、「もう慌てる」ことはありません。子どもの、そして家族みんなの皮膚と心の健康、すなわちスキンウェルビーイング®のために役立つ本になることを願っています。

　なお、本書の作成にあたりましては、小林里実先生、馬場直子先生、前川武雄先生、石黒直子先生、常深祐一郎先生、福屋泰子先生、竹中祐子先生のご協力をいただきました。ここに、深く感謝の意を表します。

2023年7月

東京都済生会中央病院 皮膚科
川島　裕平

東京女子医科大学 名誉教授
川島　眞

も　く　じ

アトピー性皮膚炎
せい ひ ふ えん

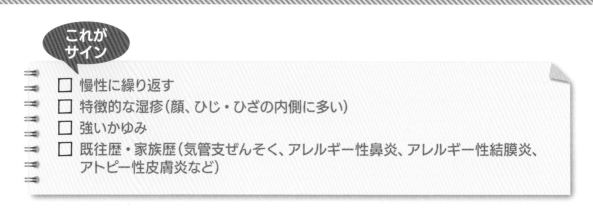

これがサイン

- ☐ 慢性に繰り返す
- ☐ 特徴的な湿疹（顔、ひじ・ひざの内側に多い）
- ☐ 強いかゆみ
- ☐ 既往歴・家族歴（気管支ぜんそく、アレルギー性鼻炎、アレルギー性結膜炎、アトピー性皮膚炎など）

こんな病気

強いかゆみを伴う湿疹を主な症状として、慢性に経過する疾患です。乳児期（2歳未満）、幼児期・学童期（2〜12歳）、思春期・成人期（13歳以上）の年齢・世代により、皮疹に特徴があります。いずれの年齢においても強いかゆみを伴い、乾燥しやすい冬季、汗をかきやすい夏季に悪化することが多いです。乳児期は頭部や顔面に紅斑、鱗屑、丘疹が出現し、次第に体全体に拡大する傾向があります。幼児期・学童期に入ると顔面の皮疹は減少し、首（頸部）、わき、手首、ひじやひざなどの関節の内側に掻きこわしが目立つようになります。また、皮膚全体がより乾燥するようになります。思春期以降は顔面、首を含む上半身を中心に皮疹がみられ、皮膚が褐色調でざらざらと乾燥した状態となります。

原　因

原因はまだ完全には明らかになっていません。皮膚の乾燥とバリア機能の低下があり、外的刺激と遺伝的にIgE抗体を作りやすいアレルギー素因も関連して生じます。検査をすると、IgEとTARC（ケモカインと呼ばれるタンパク質の一種）が高い値になっています。

症状が出やすい部位

乳児期は顔面、頭部に皮疹が出現し、次第に体全体へ広がります。幼児期・学童期に入ると、首（頸部）、手首、ひじ、ひざに皮疹が目立つようになります。

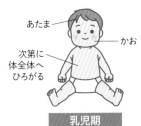

- あたま
- かお
- 次第に体全体へひろがる

乳児期

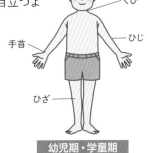

- くび
- 手首
- ひじ
- ひざ

幼児期・学童期

好発年齢　0歳〜

一般的に乳幼児、小児期に発症して、加齢とともに症状が軽くなります。一部が成人型のアトピー性皮膚炎に移行します。

症状が出やすい時期　通年

春	夏	秋	冬

気候の影響を受けやすく、乾燥しやすい冬季、汗をかきやすい夏季に悪化することが多いです。

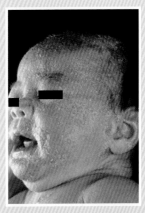

■ 乳児
幼児では6ヵ月以上、小児以上では数年にわたって軽快→悪化を繰り返す。

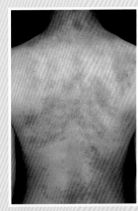

■ 背中
かゆみが強く、夜間の睡眠が妨げられる。

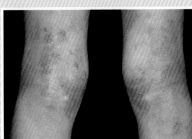

■ ひじの内側

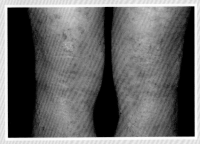

■ ひざの裏側
顔面、ひじ、ひざ、手首などの好発部位に、紅斑、丘疹、びらんがみられる。

受診のタイミング

診察時間内に受診

- □ 乳児期から頭部や顔面の皮疹を繰り返し、徐々に拡大している
- □ 皮膚の乾燥が目立つようになり、かゆみを訴えている
- □ お父さん、お母さんにも同様の症状を認めていたことがある
- □ かゆみが強く、睡眠や学業に影響している

重症化のサイン すみやかに受診

- □ **急速に紅斑が全身に拡大し、強いかゆみのほか、発熱、倦怠感、悪寒、リンパ節腫脹を伴う**
  - → 紅皮症を疑います。皮膚の状態を速やかに改善させることが重要で、入院が必要なこともあります。

- □ **顔面を中心に身体にも水疱が多発し、膿疱、びらん、かさぶた（痂皮）が混在する。**
  - → アトピー性皮膚炎の病変部に単純ヘルペスウイルスが感染した、カポジ水痘様発疹症を疑います。細菌感染を合併することもあります。抗ウイルス薬治療を中心に、抗生剤を併用することもあります。普段から皮膚の状態を良好に保つことが重要です。

主な治療法

1. ステロイド外用薬、免疫抑制外用薬で皮膚の炎症を十分に抑えます。
2. 炎症がおさまった後の乾燥した皮膚には、保湿外用薬（ヘパリン類似物質含有製剤など）を塗り続けて、潤いのある皮膚状態を維持します。
3. 再燃を繰り返す場合は、炎症を抑えた後、保湿外用薬によるスキンケアと並行して、ステロイド外用薬や免疫抑制外用薬を定期的に塗布し、皮膚の状態を維持する方法（プロアクティブ療法）をとることもあります。
4. かかないように工夫します。
5. 抗ヒスタミン薬を内服して、かゆみを軽くします。
6. 上記の適切な治療でも難治な中等症～重症の成人には、生物学的製剤が導入されることがあります。

診察時に医師に伝えること

☐ いつ頃から症状がみられるようになったか
☐ お父さん、お母さんに同様の症状があったか
☐ 冬季の乾燥、夏季の汗などで悪化することがあるか
☐ 夜間就寝中に、掻きこわす動作があるか

ケアのポイント

1 汗をかいたら、まめにシャワーを浴びましょう。
その後、十分に保湿します。

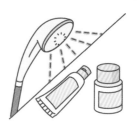

2 衣類は低刺激性のもの(木綿<small>もめん</small>など)を選びましょう。

3 室内の清掃や布団を干すことなどで、
ハウスダストやダニを除去しましょう。
エアコンのフィルター掃除もまめに行います。

→ 悪化要因は、乾燥、発汗、ストレス、ダニ、ほこり、食事(乳幼児の一部)など複数が考えられます。そのため、どれか1つに対する対策では良くなりません。

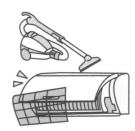

4 爪は短く切りましょう。

→ 引っかくことによって症状は悪化します。

5 大量の発汗、熱い風呂、香辛料などは避けましょう。

→ かゆみを増強させます。

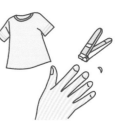

6 かゆみが強いときは、冷やすこと(クーリング)も有効です。

→ クーリングすることで、かゆみが軽減されます。

乾皮症、皮脂欠乏性湿疹

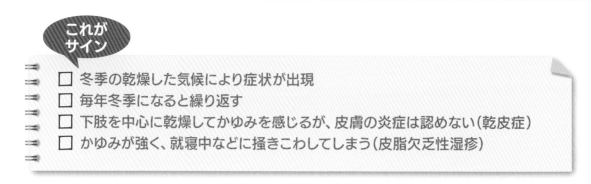

これがサイン

- ☐ 冬季の乾燥した気候により症状が出現
- ☐ 毎年冬季になると繰り返す
- ☐ 下肢を中心に乾燥してかゆみを感じるが、皮膚の炎症は認めない（乾皮症）
- ☐ かゆみが強く、就寝中などに掻きこわしてしまう（皮脂欠乏性湿疹）

こんな病気

乾皮症は、皮膚が乾燥してうろこ状の鱗屑がみられ、かゆみを感じるものの炎症は明らかではない状態です。皮脂欠乏性湿疹は、乾皮症に線状の紅斑が連って亀甲状の紅斑や円形の紅斑が生じて炎症症状が強くなり、さらにかゆみが増した状態です。一般的には皮膚が乾燥しやすい高齢者のひざから下に生じることが多いですが、冬季など乾燥する時期には子どもでもみられます。

原 因

秋季から冬季にかけて湿度が下がり、乾燥することが主な要因と考えられています。気候の影響以外にも、熱い風呂への入浴習慣（42℃以上）や暖房の過剰な使用も皮膚の乾燥を招きます。入浴時にナイロンタオルなどの硬い素材でゴシゴシ洗い過ぎることも、皮膚を傷つけて乾燥から炎症を生じます。

症状が出やすい部位

皮膚が乾燥しやすいひざから下を中心に症状がみられます。保湿外用薬（ほしつがいようやく）を塗りにくい背中などにも症状が出現することがあります。

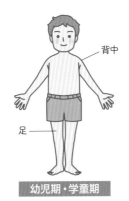

背中

足

幼児期・学童期

好発年齢 全年齢

一般的には高齢者に発症しやすいですが、乾燥が進む冬季には子どもにも症状が出現します。

症状が出やすい時期

| 春 | 夏 | 秋 | 冬 |

乾燥が進む秋季～冬季にかけて発症することが多いです。

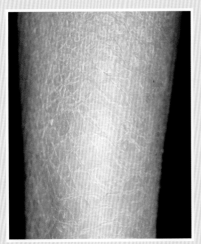

■ 乾皮症（初期）
乾燥症状と鱗屑がみられる。

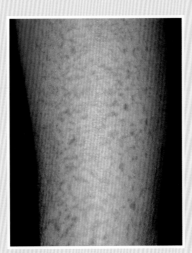

■ 皮脂欠乏性湿疹（初期）
鱗屑に加え、一部に炎症（線状の紅斑）が生じている。

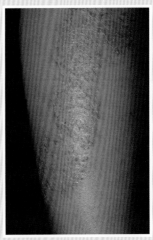

■ 皮脂欠乏性湿疹（中等症）
円形の紅斑が生じ、かゆみがさらに強い。

- □ 皮膚の乾燥が目立つようになり、かゆみを訴えている（乾皮症）
- □ 乾燥だけではなく皮膚に紅斑が出現し、掻きこわしも目立つ（皮脂欠乏性湿疹）
- □ かゆみが強く、睡眠や学業に影響が出ている
- □ 同様の症状を毎年繰り返しており、どのように対応したらよいか分からない

主な治療法

《乾皮症》

1. 保湿外用薬を入浴後と朝に外用します。毎年秋季になったら早めの外用開始が望ましいです。
2. かゆみが強い場合、抗ヒスタミン薬の内服を併用することがあります。

《皮脂欠乏性湿疹》

1. ステロイド外用薬を入浴後と朝に外用します。炎症がおさまったら、保湿外用薬を継続外用し、潤いのある皮膚を保ちます。
2. かゆみに対して抗ヒスタミン薬の内服を併用します。
3. 掻きこわさないように注意します。

診察時に医師に伝えること

☐ いつ頃から症状が出現したか
☐ 毎年同じような症状を繰り返しているか
☐ どの部分から症状が出現したか
☐ 自宅での入浴方法、保湿などのスキンケア方法

家庭でのケア

❶ 保湿外用薬は、原則、1日に2回は使用しましょう。
夜は、お風呂から出てすぐに塗るのが効果的です。

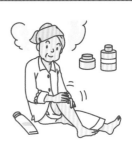

❷ 加湿器を使用するなど、暖房による
室内の乾燥を防ぎましょう。

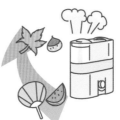

❸ 熱いお風呂（42℃以上）には長く浸からないようにし、
ナイロンタオルなどで過度に洗わないようにします。

→ 皮膚の乾燥を招く生活習慣を改善しましょう。

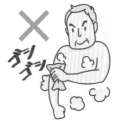

❹ 強いかゆみで掻きこわすことで悪化することが
多いので、注意します。

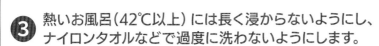

かぶれ（接触皮膚炎）

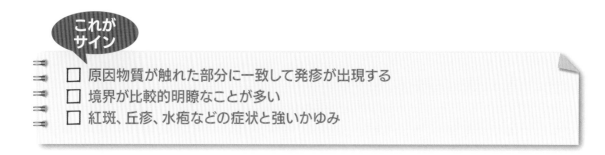

☐ 原因物質が触れた部分に一致して発疹が出現する
☐ 境界が比較的明瞭なことが多い
☐ 紅斑、丘疹、水疱などの症状と強いかゆみ

こんな病気

原因物質が接触した部位に一致して、紅斑、漿液性丘疹、水疱などが生じて、強いかゆみを生じます。誰にでも起こりうる一次刺激性接触皮膚炎と、アレルギー感作を生じた人にだけ起こるアレルギー性接触皮膚炎に分けられます。直接接触した部位から離れたところに症状が現れたり（自家感作性皮膚炎）、紫外線が関与して生じたりする（光接触皮膚炎）ことがあります。

原因

病歴や発疹の分布から原因を明らかにできることが多いです。原因として多いのは、金属（ニッケル、金、コバルト）、植物（ウルシ、ギンナン）、抗菌外用薬、貼付薬、大人では染毛剤（パラフェニレンジアミン）などです。原因の確認には、パッチテストが有用です。

症状が出やすい部位

全身どこにでも発生しますが、物に触れることの多い手や腕に生じることが多いです。

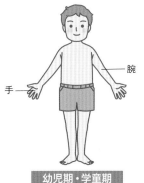

腕
手

幼児期・学童期

好発年齢 0歳〜

あらゆる年齢で生じますが、成人で発症することが多いです。

症状が出やすい時期 （通年）

春	夏	秋	冬

原因となるものに触れている間は、年間を通して症状が出現します。

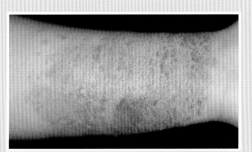

▓ 市販の外用薬によるアレルギー性接触皮膚炎
外用した部位に一致して生じており、境界が比較的明瞭。繰り返し外用していたため、症状が強く出ている。

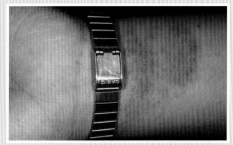

▓ ニッケルによるアレルギー性接触皮膚炎
腕時計に含まれるニッケルなどに反応して生じる。

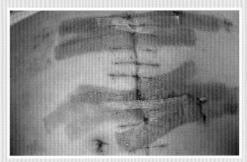

▓ テープ皮膚炎
テープの接着剤に対するアレルギー性接触皮膚炎。

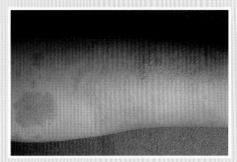

▓ アロエに含まれるシュウ酸カルシウムによる一次刺激性接触皮膚炎
軽いやけどにキダチアロエを塗った。

受診のタイミング

診察時間内に受診

- ☐ 以前にも同じような症状がみられた
- ☐ 特定の物を使用した後に発疹が繰り返し出現する
- ☐ かゆみが強く、掻きこわしてしまう
- ☐ 頻回に繰り返すため、原因を調べたい

重症化のサイン すみやかに受診

- ☐ **ある部分にとどまっていた発疹が全身に拡大する**
  - → 原因物質が血行性に全身にまわり、もともとは特定の場所に限定してみられていた発疹が全身に拡大した、自家感作性皮膚炎と呼ばれる状態を疑います。重症化が始まった場合は、すみやかに治療を行う必要があります。

主な治療法

1. 原因物質を症状と病歴、発疹の分布から明らかにします。
2. 原因物質との接触を断つようにします。
3. ストロングクラス以上のステロイド外用薬を用いて炎症を早期におさめます。
4. かゆみに対しては抗ヒスタミン薬を内服します。
5. アレルギー性接触皮膚炎が疑われる際は、原因の確定のためにパッチテストが有用です。

パッチテスト

原因として疑われる物質を含むパッチテスト試薬（一部については市販品あり）あるいはパッチ可能なものであれば原因製品そのものを、パッチテスト用絆創膏に塗って、背中などの健康な皮膚に貼ります。通常は48時間密閉貼付し、48時間後に剥がして、基準に従って皮膚の反応を判定します。さらに、貼付してから72時間後と7日後にも判定を行います。

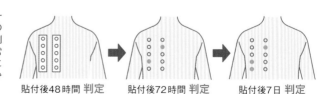

貼付後48時間 判定　　貼付後72時間 判定　　貼付後7日 判定

16

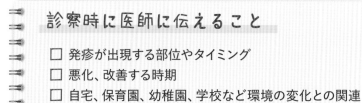

診察時に医師に伝えること

☐ 発疹が出現する部位やタイミング
☐ 悪化、改善する時期
☐ 自宅、保育園、幼稚園、学校など環境の変化との関連
☐ 趣味やクラブ活動の内容、よく触れる植物があるか

家庭でのケア

❶ 再発を防止するためには、原因物質との接触を避けましょう。

→ アレルギー性接触皮膚炎のアレルゲンは、日用品や化粧品、植物、食物、金属、医薬品、保育園や幼稚園、学校などで頻繁に接触するものなど、身近なものの中にあります。

❷ 治療が遅れると自家感作性皮膚炎に進行することがあるので注意しましょう。

❸ 類似したアレルゲン（例えば、ウルシでかぶれる人はギンナンやマンゴー）との接触も断つ必要があります。

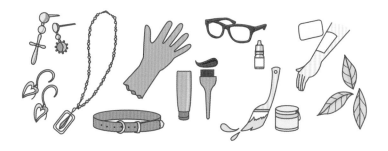

おむつかぶれ

これがサイン

- ☐ おしりや肛門周囲など、おむつが当たるところの皮膚が赤くなる
- ☐ おむつ替えの際におしりを拭くと、痛がる様子がみられる
- ☐ おむつが当たるところがジュクジュクして皮膚がただれている

こんな病気

おむつが当たるところ（おしり、肛門の周囲など）に炎症が起こり、発赤、水疱、ただれが出現します。以前はおむつそのものによる刺激でおむつかぶれが生じることがしばしばありました。最近では、おむつそのものによるものは減り、子どもが排泄した尿中のアンモニアや便に含まれる消化酵素の刺激、カビであるカンジダ菌による炎症が原因となっておむつかぶれが生じるケースが多くみられます。

症状が軽いうちは痛みもかゆみもありませんが、徐々にかゆみが出てきて、症状が進みジュクジュクすると、おむつを替えたりおしりを拭くときに痛がるようになります。

原因

赤ちゃんの皮膚は薄く、皮膚を守るバリア機能は高くありません。そこに尿中のアンモニアや便に含まれる消化酵素の刺激、カンジダ菌の感染、おむつ替えで皮膚をこする刺激が加わり、おむつかぶれが発症します。

18

症状が出やすい部位

おしり、肛門周囲からおむつの当たっている部位に生じます。

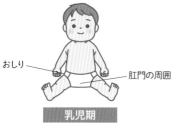

おしり

肛門の周囲

乳児期

症状が出やすい時期 （通年）

春	夏	秋	冬

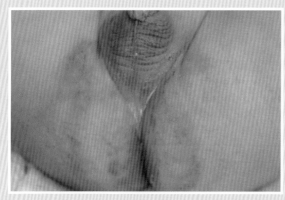

■ おむつかぶれ
9ヵ月、男児。
（写真提供：小林里実先生／聖母病院皮膚科部長）

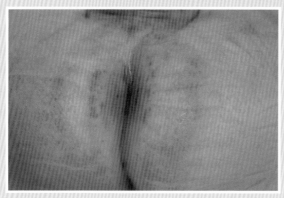

■ おむつかぶれ
4ヵ月、男児。皮膚カンジダ症の合併。
（写真提供：小林里実先生／聖母病院皮膚科部長）

受診のタイミング

診察時間内に受診

- ☐ 症状が良くなったり悪くなったりを繰り返している
- ☐ 兄弟姉妹に酷(ひど)いおむつかぶれがあった
- ☐ おむつかぶれの市販薬を外用しているが、改善しない

重症化の サイン すみやかに受診

- ☐ **皮膚の赤みが強くなり、ジュクジュクしてただれてきた**
  - → おむつかぶれの悪化のほか、カンジダ菌への感染を疑います。医療機関を受診して、カンジダ菌の有無を検査する必要があります。

主な治療法

1. 予防としておむつをこまめに替えて、おしりを清潔に保ちましょう。
2. 清潔を心掛けますが、おむつを替える際には強くこすりすぎないようにしましょう。
3. 乾燥肌の子どもは、おむつ交換の際に保湿剤(ほしつざい)を塗るように心掛けましょう。
4. 赤みが強い場合、ステロイド外用剤(がいようざい)が必要になることがあります。
5. カンジダ菌に感染している場合、抗真菌薬(こうしんきんやく)の外用を行います。

診察時に医師に伝えること

- ☐ おむつかぶれが生じたときにこれまで家庭で行っていた対応方法
- ☐ おむつを替える頻度
- ☐ おしりの拭き方
- ☐ もともと乾燥肌があるか

家庭でのケア

❶ おむつ交換の回数を増やしましょう。

→ おむつの中は高温多湿で、皮膚が蒸れています。刺激を受けやすいので、おむつが濡れたらこまめに交換し、清潔に保ちましょう。

❷ おしりを拭くときに強くこすらないようにしましょう。

→ こすることで、かえって皮膚を守るバリア機能が低下してしまいます。

❸ お風呂でおしりを石鹸で洗い、その後にワセリンなどで保湿しましょう。

→ おしりを清潔に保ち、保湿により皮膚のバリア機能を高めておむつかぶれを予防します。

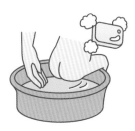
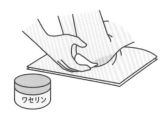

脂漏性皮膚炎
しろうせいひふえん

**これが
サイン**

- □ 皮脂分泌が盛んな頭部、顔面、皮膚がこすれやすい部位（わきの下、太ももの付け根）に出現しやすい
- □ 黄色調のポロポロはがれ落ちる皮膚（鱗屑）を伴う紅斑が特徴で、頭部ではいわゆるフケ症で始まる
- □ いったん軽快しても、しばしば再発する
- □ 乳児期（乳児脂漏性皮膚炎）と思春期以降の成人（成人期脂漏性皮膚炎）に好発する

こんな病気

脂漏性皮膚炎は、皮脂分泌が盛んな髪の毛が生えているところ（被髪頭部）、顔面のほか、わきの下（腋窩）、太ももの付け根（鼠径）といった皮膚がこすれやすい間擦部位に出現します。皮疹は白色～黄色調のポロポロはがれ落ちる皮膚（鱗屑）を伴う紅斑が特徴的で、新生児期～乳幼児期に生じる乳児脂漏性皮膚炎、思春期以降の成人期脂漏性皮膚炎に分類されます。乳児脂漏性皮膚炎は生後数週間で頭部や額に黄色のかさぶた（痂皮）が固着しますが、多くは数ヵ月で軽快します。一方、成人期脂漏性皮膚炎は慢性に繰り返すことが多いです。

原因

皮脂の中に含まれるトリグリセリドがマラセチア菌などの皮膚常在菌により分解され、その分解産物が皮膚に刺激を与えることで、脂漏性皮膚炎が生じると考えられています。さらに、不規則な生活やビタミンの不足、精神的なストレスなども発症に関与すると指摘されています。

症状が出やすい部位

頭部（はえぎわ）、額や鼻の周りなどの顔面、わきの下（腋窩）や太ももの付け根（鼠径）など皮膚がこすれやすい部位に好発します。

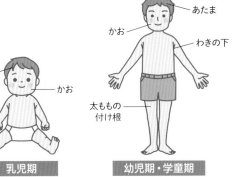

あたま
かお
わきの下
太ももの付け根

| 乳児期 | 幼児期・学童期 |

好発年齢　0歳〜

生後数週間の乳児（乳児脂漏性皮膚炎）と、思春期以降の成人（成人期脂漏性皮膚炎）に好発します。

症状が出やすい時期　通年

| 春 | 夏 | 秋 | 冬 |

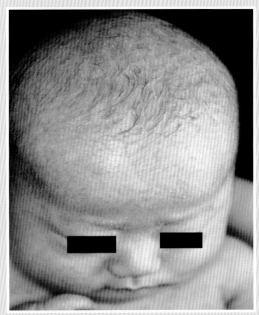

■ 乳児脂漏性皮膚炎
頭部から額にかけてかさぶたが付着する紅斑を認める。

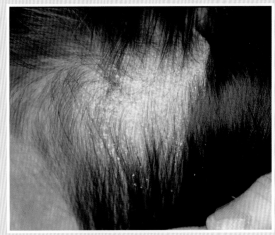

■ 成人期脂漏性皮膚炎
頭部に多数の白色のフケ（鱗屑）が付着。

- □ 生後数週間で、頭部や顔面に黄色いかさぶたが付着してきた
- □ 額や鼻の周囲にポロポロはがれ落ちる皮膚を伴う紅斑の出現を繰り返す
- □ 頭部にフケ（鱗屑）を伴う紅斑が出現し、改善しない
- □ かゆみが強くなり、掻きこわしてしまう

主な治療法

1 ステロイドの外用、抗真菌薬の外用を行います。

2 頭部にフケ（鱗屑）が固着している場合は、入浴の30分〜1時間前にオリーブオイルを塗布し、可能ならラップ（食品用ラップフィルム）で覆っておき、その後に洗髪するとフケが取れやすくなります。

3 かゆみの強い例では、掻きこわしによる悪化を防ぐため抗ヒスタミン薬の内服を併用することがあります。

4 ミコナゾール硝酸塩などの抗真菌薬を配合したシャンプー、リンス、石鹸が市販されており、毎日使用することで原因となるマラセチア菌を抑えることが期待できます。

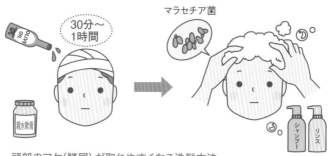

頭部のフケ（鱗屑）が取れやすくなる洗髪方法
入浴の30分〜1時間前にオリーブオイルを塗ってラップで覆います。
その後に洗髪するとフケが取れやすくなります。
ミコナゾール硝酸塩を配合したシャンプー、リンス、石鹸の使用も効果的です。

診察時に医師に伝えること

- ☐ いつ頃から症状がみられるか
- ☐ かゆみがあるか・ないか
- ☐ 慢性に繰り返しているか
- ☐ 皮疹の出現部位
- ☐ 洗顔や洗髪の頻度や方法

家庭でのケア

① 石鹸やシャンプーを用いた洗顔、洗髪で頭皮や皮膚を清潔に保ちましょう。

→ 洗顔や入浴の頻度がとても少ない場合、脂漏性皮膚炎を発症しやすいことが知られています。

② 爪を立てて強く洗髪しないようにしましょう。

→ フケ（鱗屑）を無理に取ろうとしてはいけません。

③ 症状が軽快した後も頭皮や皮膚を清潔に保つことを心掛けましょう。

→ 脂漏性皮膚炎は治療により軽快しますが、しばしば再発を繰り返します。

④ 規則正しい生活リズム、十分な睡眠、バランスのよい食事を心掛けましょう。

→ 不規則な生活や睡眠不足、ビタミン不足、ストレスも発症に関与していると考えられています。

じんましん

- □ 突然、隆起した膨疹が出現し、地図状に広がることがある
- □ 強いかゆみを伴う
- □ それぞれの皮疹は数時間で消失することが多い
- □ 急性（3〜10日程度）と慢性（6週間以上続く）に分けられる
- □ 眼瞼・口唇の腫脹（血管性浮腫）、アナフィラキシーショックを伴って出現
  することがある

こんな病気

じんましんは、強いかゆみを伴う膨疹や発赤が突然出現する疾患です。通常、皮疹は数時間で消退することが多く、長くても24時間以内にあとを残さずに消退します。全身どこにでも皮疹は出現しますが、こすれやすい部分、圧迫されやすい部位に生じやすいです。症状が3〜10日程度で治まる急性蕁麻疹、6週間以上続く慢性蕁麻疹に分けられます。また、まぶた（眼瞼）や唇（口唇）に出現して、大きく腫れることがあります（血管性浮腫）。まれに「アナフィラキシーショック」と呼ばれる重症のアレルギー症状の皮膚症状として、じんましんが出現することがあります。その場合は、医療機関で緊急の対応をする必要があります。

原因

じんましんは、皮膚に存在する肥満細胞からヒスタミンが分泌されることで発症します。卵、牛乳、小麦、魚など食物に対するアレルギー反応のほか、特定の食物を摂取後に運動を行うことで、じんましんとともに呼吸苦、呼吸時にゼイゼイ、ヒューヒューなど音がしている状態（喘鳴）、嘔吐、下痢などのアナフィラキシー症状が出現する、食物依存性運動誘発アナフィラキシーと呼ばれるタイプもあります。じんましんの原因は、そのほかにも寒冷・温冷刺激、汗、薬剤、ストレスなど、多岐にわたります。詳細に検査を行っても90％近くは、原因を特定できないことが多いです。

症状が出やすい部位

全身に出現します。まぶた（眼瞼）や唇（口唇）に出現することがあります。

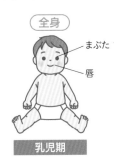

全身

まぶた

唇

乳児期

全身

まぶた

唇

幼児期・学童期

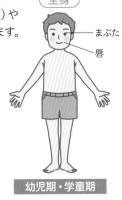

症状が出やすい時期　通年

春	夏	秋	冬

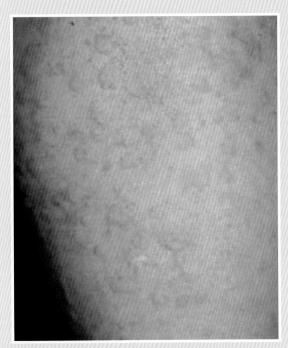

境界線がはっきりして、地図のように赤く盛り上がったじんましん。

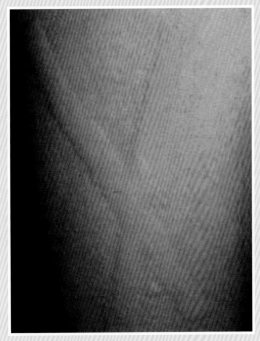

ひっかくなどの刺激で誘発されたじんましん。

受診のタイミング

診察時間内に受診

- ☐ 突然、全身にボコボコ隆起した皮疹が出現し、強いかゆみを感じる
- ☐ 市販薬を外用、内服したが症状が治まらない
- ☐ 1ヵ月以上にわたり症状が続いている
- ☐ 原因を調べたい

重症化のサイン すみやかに受診

- ☐ **全身の皮疹とともに、まぶたや唇を中心として顔面が腫れ、呼吸苦、呼吸時にゼイゼイ、ヒューヒューなど音がしている、嘔吐、下痢が出現している**
  - → 重症のアレルギー症状である「アナフィラキシーショック」を疑います。急いで医療機関を受診する必要があります。

主な治療法

1. 誘因（食物、薬剤、寒冷、日光、発汗、機械的刺激など）がある場合には、それを除去もしくは回避します。

2. 急性蕁麻疹の場合は、抗ヒスタミン薬を軽快するまで内服します。

3. 急性蕁麻疹で息苦しさなどを伴う場合には、ステロイド薬の全身投与も行うことがあります。

4. 慢性蕁麻疹の場合は、抗ヒスタミン薬を軽快後も長めの期間内服します。

5. 難治な場合には抗ヒスタミン薬の増量や変更、補助的治療薬（H2拮抗薬やロイコトリエン拮抗薬など）を併用します。

6. 上記の治療に反応せず、日常生活に差し支えるような症状が持続する場合には、ステロイド薬の全身投与や生物学的製剤の導入が検討されます。

診察時に医師に伝えること

- ☐ いつから皮疹が出現しているか
- ☐ 過去に同様の皮疹が出現したことがあるか
- ☐ どのような状況で皮疹が出現したか（直前の食事内容、運動の有無など）
- ☐ 原因や誘因で疑わしいものがあるか

家庭でのケア

**❶ かゆがっているときは、
冷やしたタオルを当てて患部を冷やします。**

→ 冷やすとかゆみは和らぎます。

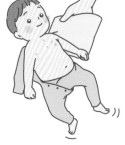

❷ 入浴はぬるめで、長湯は避けましょう。

→ 熱いお湯で体があたたまると、
症状が一時的に強くなることがあります。

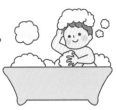

**❸ 加工食品は避け、新鮮な食材を選び、
十分に加熱調理してから食べましょう。**

→ 防腐剤、保存料、着色料が誘因となることがあります。

❹ 十分な睡眠など体を休めましょう。

→ 過労、ストレス、体調不良時に症状がでやすいことがあります。

あせも (汗疹)

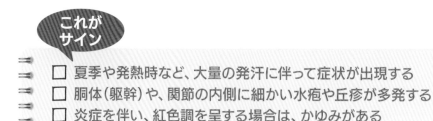

これがサイン

- ☐ 夏季や発熱時など、大量の発汗に伴って症状が出現する
- ☐ 胴体(躯幹)や、関節の内側に細かい水疱や丘疹が多発する
- ☐ 炎症を伴い、紅色調を呈する場合は、かゆみがある
- ☐ 発汗を抑えることで、自然に軽快する

こんな病気

あせも(汗疹)は夏季や発熱時など大量の発汗を生じる環境下で、細かい水疱や丘疹が多数出現する疾患です。 一般的には自覚症状はありませんが、紅色調になり炎症を伴う場合(紅色汗疹)は、かゆみを伴うことがあります。 汗は汗腺で作られ、汗管を通って皮膚の表面に分泌されます。 夏季や、高温多湿の環境での運動などで汗管が閉塞すると、本来は皮膚の表面に分泌されるべき汗が皮下に溜まることで、あせもが発症すると考えられています。 発汗を抑えて、皮膚を通気性のよい状態にすることで、自然軽快することが多いですが、掻きこわした部位に二次的に細菌が感染すると、疼痛を生じたり、とびひになることがあります。

原因

夏季の高温多湿な気候、激しい運動、発熱をきたす疾患、通気性の低い衣類など。

症状が出やすい部位

汗をかきやすい額（ひたい）、頭部、首（頸部）、わき、太ももの付け根（鼠径）、ひじやひざなどの関節の内側。

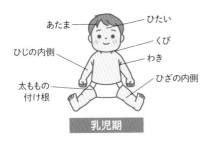

あたま
ひたい
ひじの内側
くび
わき
太ももの付け根
ひざの内側

乳児期

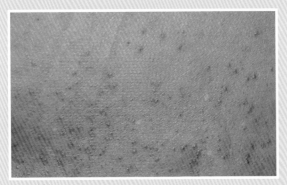

胴体（躯幹）に多発性の水疱と紅色丘疹が混在。

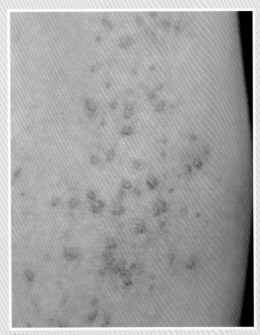

前腕に紅色丘疹が散在。

受診のタイミング

診察時間内に受診

- ☐ 自宅で経過を見ていたが、範囲が拡大してきた
- ☐ かゆみが強く、子どもが掻きこわしてしまう
- ☐ 掻きこわしてしまい、痛みを訴えている

主な治療法

1 発汗が軽減することで、軽症のあせもは自然に軽快することが多いです。

2 あせもの範囲が広い場合、かゆみを伴う場合はステロイド外用薬を塗布します。

3 あせもを掻きこわした部位に細菌感染を生じた場合、抗菌薬の治療を行うことがあります。

診察時に医師に伝えること

- ☐ いつ頃から皮疹が出現したか
- ☐ 大量の汗をかくことがあったか
- ☐ 子どもがかゆみを訴えているか

家庭でのケア

❶ 高温多湿の環境を避け、こまめに汗を拭きましょう。

→ 軽症のあせもは発汗を抑えることで軽快することが多いです。

❷ たくさん汗をかいたら、こまめに着替え、シャワーを浴びましょう。

→ 皮膚を清潔に保つことで、あせもを予防することができます。

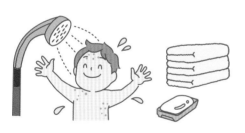
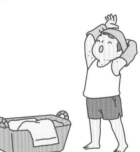

円形脱毛症

えんけいだつもうしょう

こんな病気

円形脱毛症は子どもの脱毛症では最も多いタイプで、痛み、かゆみを伴うことなく、円形の脱毛斑が突然出現します。数個の脱毛斑のみであれば自然に軽快することも多いですが、脱毛斑が互いにくっついて、頭全体に広がったり、急激に進行して全身の脱毛をみる（汎発性脱毛症）こともあり、そのような例は難治です。小児ではアトピー性皮膚炎を合併することが多く、大人では甲状腺疾患や膠原病などの自己免疫疾患を合併することも知られています。脱毛症状とともに手の指の爪に小さなくぼみがいくつもできることがあります。

原因

原因としては、毛を作る構造に対して自分の免疫力が誤って働いて壊してしまう（自己免疫）ことが考えられていますが、遺伝的にできやすい人もあるとされています。

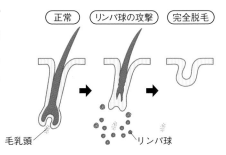

正常　リンパ球の攻撃　完全脱毛

毛乳頭　　リンパ球

症状が出やすい部位

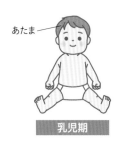

あたま

乳児期

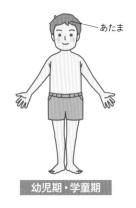

あたま

幼児期・学童期

好発年齢　**1**歳〜

あらゆる年齢で発症します。

症状が出やすい時期　（通年）

春	夏	秋	冬

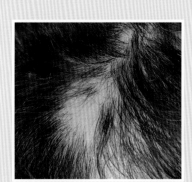

■ 円形の脱毛斑

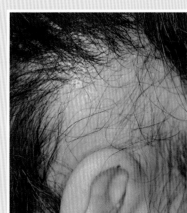

■ 耳上部の脱毛斑

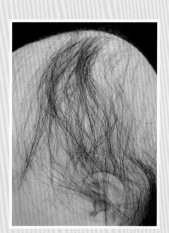

■ 全頭脱毛症

受診のタイミング

診察時間内に受診

- ☐ 家族や理・美容室で脱毛斑を指摘された
- ☐ 数ヵ月前に出現した脱毛斑が拡大し、数も増えてきた

重症化の サイン すみやかに受診

- ☐ **頭部に出現した脱毛斑が数週間で急激に拡大し、頭部全体から毛が抜けるようになってきた**
  - → 円形脱毛症が急速に進行している重症例の可能性が疑われます。医療機関で診断を受け、ステロイドパルス療法と呼ばれる点滴による治療などが必要なこともあります。

主な治療法

1 『円形脱毛症診療ガイドライン』（日本皮膚科学会 編）に沿って治療を行います。

2 症状に応じてはステロイド外用、ステロイド局注、局所免疫療法、光線療法、ステロイド内服、ステロイドパルス療法などを行います。

診察時に医師に伝えること

□ 脱毛斑がいつから出現しているか

□ 脱毛の範囲が拡大しているか、縮小しているか

□ アトピー性皮膚炎など他の疾患の有無

□ 脱毛症に対する治療歴がある場合、過去の治療内容

家庭でのケア

① 精神的ストレスが誘因である症例は一部であり、原因をストレスのみと決めつけないことが大切です。

② 広範囲に脱毛がある症例では治療効果が現れにくいことが多く、病変が小さいうちに早期から治療を開始することが大切です。

③ ウィッグ（かつら）は、蒸れによる頭髪・頭皮への悪影響を心配する方もいますが、希望があれば使用してよいです。

陥入爪、巻き爪

陥入爪

☐ 爪が周囲の皮膚に食い込み、赤く腫れて痛む

☐ 爪の周囲が赤く盛り上がり、じゅくじゅくしてしばしば出血する

☐ 多くは足の親指に生じる

巻き爪

☐ 爪が内側に向かって過剰に彎曲した状態

☐ 陥入爪と異なり、必ずしも痛みを伴うとは限らない

☐ 陥入爪と同様に、多くは足の親指に生じる

こんな病気

陥入爪：爪が周囲の皮膚に食い込んで炎症を起こして、爪周囲が赤く腫れて、ときにじゅくじゅくした盛り上がり（肉芽形成）がみられます。日常生活で機械的な外力を受けやすい足の親指（母趾）に生じることが多く、強い痛みを伴います。陥入爪の原因は多岐に渡りますが、深爪などの誤った爪切り、つま先のきつい靴、もともと薄い爪、急な体重増加などがあげられます。爪周囲の炎症が強いと、痛みのため歩行困難となることもあり、再発予防が大切です。

巻き爪：爪が内側に向かって強く彎曲し、爪の下の皮膚を挟んだ状態です。巻き爪の原因も多岐に渡り、窮屈な靴を履き続けた影響、老化や麻痺性疾患などによる運動不足・歩行の不足、外反母趾など足の変形が挙げられます。爪は本来巻く性質を持っていますが、足のうら側（趾腹側）から圧力が加わることで平坦な形を保っています。しかし、高齢で歩行が減るなどして地面からの圧力が減る、または外反母趾があり地面からの圧力が爪に伝わらないなどが原因となり、巻き爪が生じます。

症状が出やすい部位

足の指（足趾）の爪甲、
特に親指（母趾）

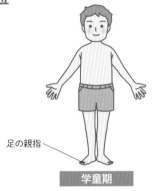

足の親指 —

学童期

症状が出やすい時期　（通年）

春	夏	秋	冬

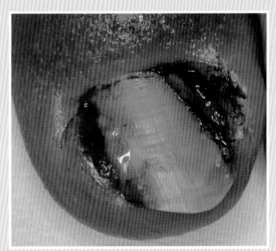

■ 足の親指の陥入爪
爪の周囲が赤く腫れて、一部で肉芽形成もみられる。

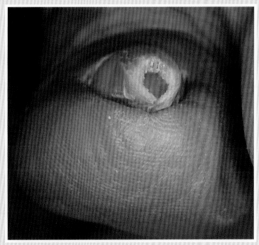

■ 足の親指の巻き爪（重度）

受診のタイミング

診察時間内に受診

陥入爪

☐ 足の親指の爪が周囲の皮膚に食い込み、赤く腫れて強い痛みを伴う

☐ 以前から陥入爪を繰り返しており、繰り返さない方法を知りたい

巻き爪

☐ 巻き爪の程度が強く、見た目が気になる

☐ サンダルを履いた時に巻き爪が目立たないように、治療を受けたい

**重症化の
サイン** **すみやかに受診**

☐ **陥入爪で、爪周囲がひどく赤く腫れて、痛みが強く歩行が困難となっている**

→ 陥入爪の程度が強い可能性があります。食い込んでいる爪を除去して、炎症を早く抑える必要があります。

主な治療法

《陥入爪》

1 テーピング法：刺さっている爪が周囲の皮膚から浮くように、テープで爪周囲の皮膚を引っ張りながら固定します。

2 ガター法：点滴用チューブなど柔らかい丸いチューブを食い込んでいる爪の部分に挿入し、医療用アロンアルファ®などで固定します。

3 上記の**1 2**のような保存的治療で効果がない場合には、麻酔をして食い込んでいる部分の爪を除去します。

《巻き爪》

1 プラスチックプレートや形状記憶合金を利用し、彎曲した爪を矯正します。

診察時に医師に伝えること

陥入爪
- ☐ 初めての発症なのか、以前から繰り返しているか
- ☐ 痛みの程度、体重の変動
- ☐ 普段履いている靴や爪切りの方法（深爪しているか）

巻き爪
- ☐ いつから巻き爪が目立つようになってきたか
- ☐ 痛みがあるか
- ☐ 見た目はどの程度気になるか

家庭でのケア

陥入爪

① 爪（特に足の親指）は長過ぎず短過ぎず、先端が趾（ゆび）とほぼ同じ長さになるように切ります。爪の角は極端には切り落とさずに残し、少し丸みを持たせます（スクエアオフカット）。

→ 深爪など誤った爪の切り方が陥入爪の原因になることがあります。

1〜2mm伸ばし{ 角を出す

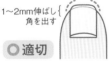
○適切
（スクエアオフカット）

（丸切り、三角切り）

（深爪（短すぎる））

② 陥入爪の改善また再発予防のために、家庭で行えるテーピング法（写真）があります。

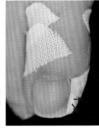

■ テーピング法
爪が周囲の皮膚に食い込まないように、矢印（→）の方向に引っ張りながらテープで固定する。

巻き爪

① 筋力増強、歩行、運動など生活習慣の改善が大切です。

② 先の細い靴、小さすぎたり大きすぎる靴は避けます。

→ 足の指に負担となるだけでなく、痛みの原因にもなります。

タコ（胼胝）、ウオノメ（鶏眼）

こんな病気

タコ（胼胝）：圧迫を受ける部分の角質が厚く盛り上がり硬く触れます。一般的に、痛みはほとんどありません。足のうらにできることが多く、正座による座りダコ（足関節）や、手の指にできるペンダコも知られています。

ウオノメ（鶏眼）：肥厚した角質の中心に白色から半透明の硬い芯が食い込み、鶏や魚の目のように見えます。この芯の部分は、角質ががっちりと楔形にはまりこんで真皮内の神経を刺激するため、歩行や圧迫により痛みを伴います。タコと同様に体重のかかる足のうらに生じやすいです。

原因

タコやウオノメは、長期間の慢性的な外的刺激（圧迫や摩擦）が加わることで、自然に防御反応として角質が厚くなることで生じます。

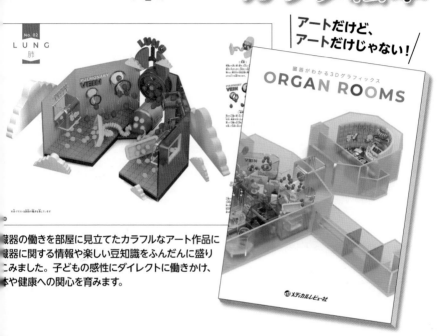

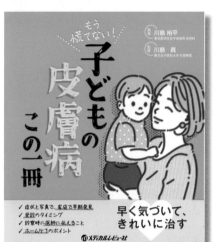
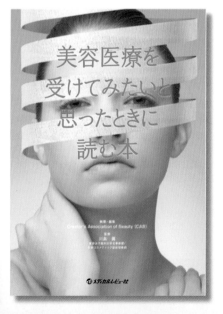

症状が出やすい部位

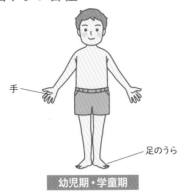

手

足のうら

幼児期・学童期

好発年齢 **10歳〜**

症状が出やすい時期 （通年）

| 春 | 夏 | 秋 | 冬 |

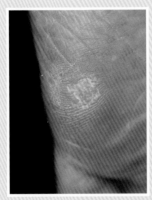

▨ タコ
体重のかかる足うらの
角質が厚くなる。

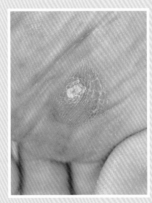

▨ ウオノメ
中央に芯を有する角質
が厚くなっている。

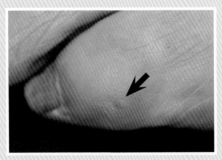

▨ ウオノメ
靴が当たる足の外側（足趾外方）（➔）に芯があり、
痛みを伴う。

受診のタイミング

診察時間内に受診

- ☐ 足のうらにタコが増えてきた
- ☐ 歩行時に足のうらのウオノメが痛む
- ☐ いぼ（ウイルス性ゆうぜい）の可能性がある

主な治療法

1. 医療機関で厚くなった角質を安全カミソリやメスで削ります。
2. スピール膏®などを貼って、角質を軟らかくしてから、安全カミソリやメスで削ることもあります。
3. 圧迫を避けるためにパットを貼ることもあります。

診察時に医師に伝えること

- ☐ 歩行に伴って痛みがあるか
- ☐ 普段よく履いている靴
- ☐ 運動習慣があるか・ないか
- ☐ 日常生活の中で、立っていることが多いか
- ☐ 手指にいぼ（ウイルス性ゆうぜい）はないか

家庭でのケア

① 靴底が薄い靴は避け、中敷きを入れ刺激を和らげましょう。また、足先に体重がかかる靴は控えましょう。

→ 足に合った適切な靴を選択しましょう。

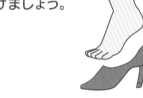

② 角質軟化薬、保湿外用薬を用いてスキンケアを行います。

→ 普段から皮膚が硬くなりすぎないようにケアしましょう。

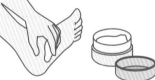

③ 足の一定部位に体重がかからないように、立ち方や歩き方を工夫します。

→ 原因となる刺激（圧迫因子）を見つけ、それを避けます。

やけど（熱傷）

- □ 熱が加わった皮膚が痛みを伴って赤くなったり、水ぶくれになる
- □ 深さにより第I度、第II度、第III度に分けられ、深くなるほど広くなるほど重症
- □ 深くて範囲の広い重症熱傷だけでなく、湯たんぽやカイロによる低温熱傷にも注意

こんな病気

　熱による皮膚の障害です。高温はもちろんのこと、湯たんぽやカイロなど比較的低温でも接する時間が長くなると熱傷を引き起こし、しかも後から深い潰瘍になることもあります（低温熱傷）。深さによって第I度（表皮熱傷）、第II度（真皮浅層熱傷、真皮深層熱傷）、第III度（皮下熱傷）に分類され、重症度は深さと面積で決まります。広い範囲の重症熱傷や熱風を吸いこんだ気道熱傷では、入院して全身管理が必要となります。

第I度熱傷：皮膚が赤くなり痛みを伴います。水疱形成はありません。

浅達性第II度熱傷（真皮浅層熱傷）：皮膚が赤く浮腫んだ状態で、水疱を形成します。痛みが強く、色素沈着や色素脱失を残すことがあります。約2〜3週間であと（瘢痕）は残さずに治ります。

深達性第II度熱傷（真皮深層熱傷）：水疱を形成して、水疱の下は白色になります。熱による障害が深部まで及ぶことで神経が傷害され、痛みはむしろ感じにくくなります。治癒まで3〜4週を要することがあり、あとを残します。

第III度熱傷（皮下熱傷）：皮膚全層あるいはそれ以上の深さまで障害された状態です。皮膚が壊死して黒褐色や灰白色になります。神経は破壊され、痛みは感じず、ひどいあとを残します。

■ やけど（熱傷）の深さ

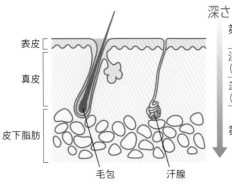

深さ

表皮	第Ⅰ度熱傷（表皮熱傷）
真皮	浅達性第Ⅱ度熱傷（真皮浅層熱傷）
	深達性第Ⅱ度熱傷（真皮深層熱傷）
皮下脂肪	第Ⅲ度熱傷（皮下熱傷）

毛包　　汗腺

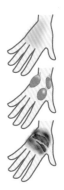

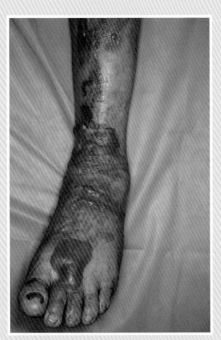

■ 浅達性第Ⅱ度熱傷（真皮浅層熱傷）
皮膚が赤くなり、水疱を伴う。
（写真提供：前川武雄先生／自治医科大学皮膚科准教授）

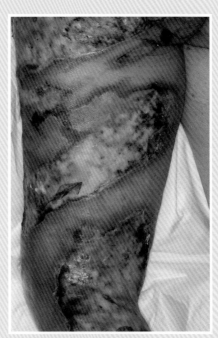

■ 第Ⅲ度熱傷（皮下熱傷）
白色〜褐色の壊死。
（写真提供：前川武雄先生／自治医科大学皮膚科准教授）

受診のタイミング

診察時間内に受診

- ☐ 水疱が多発してきた
- ☐ 手のひらの大きさを超えるような比較的広い範囲のやけど
- ☐ 湯たんぽやカイロを当てていた部分に、遅れて潰瘍が出現してきた（低温熱傷）
- ☐ やけどを生じた部分が化膿している

重症化のサイン すみやかに受診

- ☐ 深達性第Ⅱ度熱傷、第Ⅲ度熱傷のような深いやけど

- ☐ 酸性度やアルカリ性度の高い化学物質によるやけど（化学熱傷）

- ☐ 熱風や煙を吸い込んだ場合（気道熱傷）
  - → これらの重症熱傷では、感染、脱水、窒息など命の危険があるため、緊急で医療機関を受診する必要があります。

主な治療法

1 第Ⅰ～Ⅲ度すべてにおいて、まず冷やすことが大切です。水道の流水で30分以上冷やし続けます。組織障害の進行を阻止します。

2 第Ⅰ度熱傷（表皮熱傷）は、ステロイド外用薬を塗ります。

3 第Ⅱ度熱傷（真皮熱傷）は、水疱が大きければ水疱の内容を吸引し、油脂性軟膏（抗菌薬含有軟膏や抗潰瘍外用薬）を塗布し、上皮化を待ちます。

4 第Ⅲ度熱傷（皮下熱傷）は、医療機関で壊死組織をメスやハサミで除去し、壊死組織を除去する作用と抗菌作用のある外用薬を使用します。その後、傷の治りを早くする外用薬に切り替えます。

5 深達性第Ⅱ度熱傷（真皮深層熱傷）や第Ⅲ度熱傷（皮下熱傷）では、熱傷面積が広い場合には植皮が必要となる可能性があります。

診察時に医師に伝えること

- ☐ いつやけど（熱傷）したか
- ☐ 何でやけどしたか
- ☐ 流水で十分な時間をかけて冷やしたか
- ☐ 自宅でどのような処置を行ったか

家庭でのケア

① 水道の流水で30分以上冷やし続けます。
十分に冷却しながら受診します。

→ 冷やすことで組織障害の進行を阻止します。

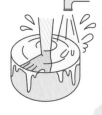
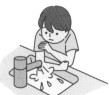

② 冷やす際は水道水がよいです。

→ 氷などを使用すると、低温により組織を障害します。

③ 自己判断で外用薬を使用しないようにしましょう。

→ かえって悪化させる場合があります。

④ 子どもが熱い飲食物の入った容器をひっくり返したり、電気炊飯器やポット
の水蒸気の噴き出し口を触ったり、ということがきっかけでやけどすることも
多いので注意します。

→ やけどは治療・回復に時間がかかることが多く、日常生活において普段からの注意が大切です。

とびひ（伝染性膿痂疹）

これがサイン

- ☐ 乳幼児、小児に出現することが多い
- ☐ 夏季に多く、保育園や幼稚園などで集団発生することもある
- ☐ 虫刺され（虫刺症）、湿疹、けが（外傷部）の掻破部から生じることが多い
- ☐ アトピー性皮膚炎の顔面に生じると、重症になることがある

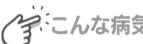 ## こんな病気

夏季に多く、乳幼児や小児に出現しやすい皮膚細菌感染症です。水疱や膿疱、かさぶた（痂皮）を伴う膿痂疹が主な症状です。虫刺され（虫刺症）、湿疹、けが（外傷部）、アトピー性皮膚炎のひっかき傷（掻破部）に初発し、火事のように周囲にどんどん広がることから「とびひ」と呼ばれています。

原因は黄色ブドウ球菌、溶血性連鎖球菌（溶連菌）によるものが多く、水疱性膿痂疹と痂皮性膿痂疹に分けられます。水疱性膿痂疹は生じた水疱が容易に破れて細菌を含む内容物が他の部位に波及して新しい水疱を次々に形成します。乾くとかさぶた（痂皮）を形成し、あと（瘢痕）を残さずに治癒します。痂皮性膿痂疹では水疱を形成することは少なく、膿疱や黄色のかさぶたが多発します。幅広い年齢で突然発症し、発熱やリンパ節腫脹を伴うこともあります。

 ## 原因

黄色ブドウ球菌、溶血性連鎖球菌（溶連菌）などの細菌感染が原因です。虫刺され、湿疹、けが、アトピー性皮膚炎の掻きこわしなど、皮膚のバリア機能が低下した部位から細菌が侵入して発症します。

症状が出やすい部位

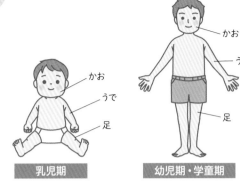

かお
うで
足
乳児期

かお
うで
足
幼児期・学童期

好発年齢

水疱性膿痂疹は、7歳未満の乳幼児に好発します。
痂皮性膿痂疹は、年齢に関係なく発症します。

症状が出やすい時期

春	夏	秋	冬

高温多湿の夏季に発生しやすいです。

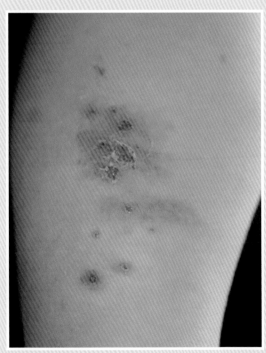

◼ **水疱性膿痂疹**
湿疹部に生じた水疱が破れてびらんとなっている。

（写真提供：小林里実先生／聖母病院皮膚科部長）

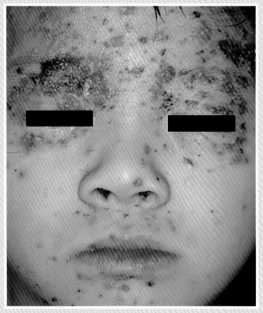

◼ **痂皮性膿痂疹（アトピー性皮膚炎に合併）**
顔面の紅斑と厚い痂皮が付着したびらんが多発。

（写真提供：小林里実先生／聖母病院皮膚科部長）

診察時間内に受診

- ☐ 子どもの顔面や四肢に小水疱、びらん、かさぶたが多発してきた
- ☐ 皮疹がどんどん拡大している
- ☐ 子どもが通っている保育園・幼稚園で「とびひ」が集団発生している

重症化のサイン すみやかに受診

- ☐ もともとアトピー性皮膚炎があり、顔面を中心に膿疱が多発し、厚いかさぶたが固着して、発熱やリンパ節腫脹も伴っている
  - → アトピー性皮膚炎患者に発症した、痂皮性膿痂疹を疑います。抗菌薬の内服や、重症の場合には点滴をします。溶連菌への感染が原因の場合には腎障害を生じることがあるため、尿検査が行われます。

主な治療法

1 鼻の中（鼻腔）やのど（咽頭）にも原因菌がみられ、菌の供給源となることがあるため、抗菌薬の内服を行います。

2 黄色ブドウ球菌にはセフェム系抗菌薬、溶連菌にはペニシリン系抗菌薬が有効です。

3 湿疹を合併したものでは、膿痂疹に抗菌外用薬、まわりの湿疹にはステロイド外用薬を使います。

4 湿潤傾向が強い病変やかさぶたの固着がみられる場合は、抗菌外用薬と亜鉛華軟膏の重層を行います。

5 ごく軽症例では、抗菌外用薬のみで軽快することもあります。

診察時に医師に伝えること

□ いつ頃から皮疹が出現したか
□ 家族内に同じような症状が出ているか
□ 子どもが通っている保育園・幼稚園で「とびひ」が集団発生しているか
□ 子どもが皮疹を頻回に触っているか

家庭でのケア

① 患部は1日1回、石鹸をつけて洗浄しましょう。消毒薬の使用は不要です。

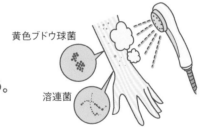

黄色ブドウ球菌

溶連菌

② 洗浄後は外用処置を1日1回行いましょう。症状が軽い場合は抗菌外用薬のみで軽快することもあります。

③ 病変部をガーゼや包帯で覆うことで、接触による周囲への菌の感染、皮疹の拡大を防ぎましょう。

④ 湿潤傾向が強い場合やかさぶたの固着がみられる場合は、亜鉛華軟膏をリント布やガーゼにのばし貼布するとよいです。交換時には自宅にある油（オリーブオイルやベビーオイルなど）で拭き取るときれいに除去できる。

⑤ 湿疹部位に出現した場合は、湿疹自体の治療もしっかり行う必要があります。

⑥ 爪を短めに切り、掻破による悪化も防ぎましょう。

⑦ 周囲にうつしてしまう可能性があるため、タオルは家族とは別のものを用意しましょう。また、完全に治るまでプールはやめましょう。

ニキビ（ざ瘡）

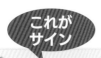
これが
サイン

- [ ] 10歳代前半から顔面を中心に症状が出現して、10歳代後半にかけてピークを迎える
- [ ] 顔面に毛穴の塞がったざらざら（面皰）が目立つようになってきた
- [ ] 炎症を生じて赤く盛り上がった紅色丘疹、膿疱ができる
- [ ] ニキビあとを残すことがある

こんな病気

顔面を中心に胸、背中の毛穴に起こる病気で、過剰な皮脂により毛穴の出口が角質でふさがり、皮脂がたまることで始まり、アクネ菌が増殖して徐々に炎症を伴ってくる疾患です。

原因

思春期になると性ホルモンの活性化により皮脂の分泌が盛んになります。すると毛穴がつまり、面皰（コメド）という状態になります。面皰の内部ではアクネ菌が増殖して炎症を生じやすく、赤く腫れたニキビになっていきます。一方で、大人のニキビが悪化する原因は、ストレス、不規則な生活などさまざまです。

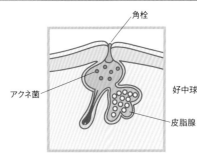

面皰（コメド）

毛穴の出口が角質で塞がれ、皮脂がたまる状態（面皰）から始まる。炎症は少なく、白ニキビ、黒ニキビと呼ばれる。

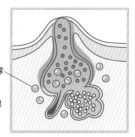

紅色丘疹・膿疱

アクネ菌が増えて、炎症を生じてきて赤い丘疹、膿疱ができてくる。

症状が出やすい部位

顔面を中心に、胸部や背中など皮脂の分泌が多い部分に症状が出現しやすいです。

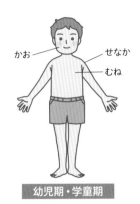

かお
せなか
むね

幼児期・学童期

症状が出やすい時期 （通年）

春	夏	秋	冬

年間を通して出現します。

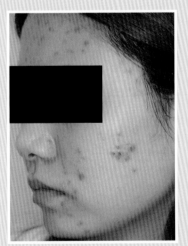

■ 中等症のニキビ

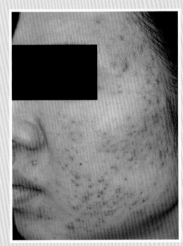

■ 重症のニキビ

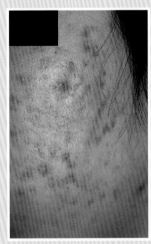

■ ニキビあと
ふくろ状（嚢腫）になり、あとが残ることがある。

受診のタイミング

診察時間内に受診

- □ 額を中心に毛穴の塞がったざらざら（面皰）が目立つようになってきた
- □ 炎症が生じて赤く盛り上がった紅色丘疹、膿疱が多発してきた
- □ ニキビが増えたことで、子どもが悩んでいる
- □ ニキビあとを残さない治療法、スキンケアについて知りたい

重症化のサイン すみやかに受診

- □ **ふくろ状（嚢腫）で発赤、腫脹、熱感を伴ったニキビが増えてきた**
  - → ニキビに強い炎症が生じていることを疑います。早めの治療が重要です。抗菌薬の内服や切開排膿、ステロイドの局所注射が必要なことがあります。

主な治療法

1. 炎症を起こしている部分には、レチノイド様外用薬、過酸化ベンゾイル（BPO）製剤、抗菌外用薬（クリンダマイシン、ナジフロキサシン、オゼノキサシン）、およびそれらの合剤を用います。

2. 抗菌外用薬の継続使用は、3ヵ月間を目安とします。

3. 中等症から重症例では、3ヵ月を目安に抗菌薬内服を併用することがあります。

4. 炎症を起こしている部分が軽快した後もレチノイド様外用薬、過酸化ベンゾイルの使用を継続します。抗菌外用薬の使用は中止します。

5. 保湿外用薬とレチノイド様外用薬を併用する場合は、保湿外用薬を先に用いて刺激を減らします。

6. 過酸化ベンゾイルで皮膚の赤みやカサつきが生じた場合は、使用を一時的に控えます。

診察時に医師に伝えること

- ☐ 何歳頃から症状が出現したか
- ☐ 今までの治療歴
- ☐ 現在行っている洗顔の方法やスキンケアの方法
- ☐ 睡眠時間、食生活などの生活習慣
- ☐ 皮膚症状によって、子どもが悩みを抱えているか

家庭でのケア

1 洗顔は朝晩2回とし、
ニキビをつぶさないようにします。

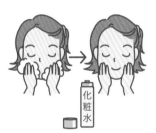

2 洗顔は、刺激の少ない石鹸や洗顔料をしっかりと
泡立て、肌をこすらないようやさしく洗います。
洗顔後は保湿を十分に行います。

3 ノンコメドジェニック(面皰を作りにくい) の
基礎化粧品を使用しましょう。

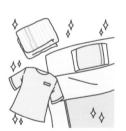

4 タオルや枕カバーなど顔に触れるものは
常に清潔にしておきましょう。

5 特定の食品がニキビを悪化させる証拠は
ありませんが、食べて明らかに症状が悪化する
食材だけは制限するようにします。チョコレート、ナッツ、
甘いものなどで悪化することが多い場合は量を控えましょう。

6 夜ふかしを避け、十分な睡眠時間をとるなど規則正しい生活を意識しましょう。

ヘルペス (単純疱疹)

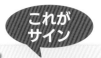

これがサイン

- ☐ 痛みを伴う小水疱を生じる
- ☐ くちびる(口唇)、陰部、手の指に好発する
- ☐ 初感染のほうが症状は重いが、回帰感染はくり返し起こる
- ☐ 回帰感染では、皮疹に先行してヒリヒリ感や違和感がしばしばみられる

こんな病気

痛みを伴う小水疱を生じることが特徴の、単純ヘルペスウイルス(HSV)感染症です。全身のどの部分にも生じます。唇(口唇)、陰部、手の指に好発します。初感染と、初感染後に神経節に潜伏感染した単純ヘルペスウイルスの再活性化による回帰感染に分けられます。

初感染	疱疹性歯肉口内炎(小児に多いHSV1型による病型)
	カポジ水痘様発疹症(アトピー性皮膚炎患者に生じるHSV1型による病型)
	性器ヘルペス(性感染症として生じるHSV1型または2型による病型)
	疱疹性ひょう疽(歯科医療従事者に多いHSV1型による病型)
回帰感染	口唇ヘルペス(HSV1型による病型)
	カポジ水痘様発疹症(HSV1型による病型)
	性器ヘルペス(ほとんどはHSV2型による病型)

原因

単純ヘルペスウイルス(HSV1型またはHSV2型)の初感染、再活性化による回帰感染で発症します。単純ヘルペスウイルスは皮膚の微細な傷や口、眼、性器の粘膜から侵入し、初感染を生じた後、神経を逆行して神経節へ到達します。初感染は上記の症状を起こす場合もありますが、ほとんどが軽い風邪症状程度の不顕性感染で終わります。その後、ストレスや免疫抑制状態をきっかけに神経節内に潜伏していた単純ヘルペスウイルスが再活性化し、皮膚症状を繰り返します(回帰感染)。

症状が出やすい部位

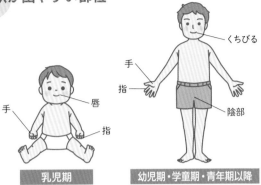

手 — 唇 — 指

乳児期

くちびる
手
指 — 陰部

幼児期・学童期・青年期以降

好発年齢 0歳〜

初感染は乳幼児期から青年期にみられます。
性器ヘルペスは青年期以降です。

症状が出やすい時期 （通年）

春	夏	秋	冬

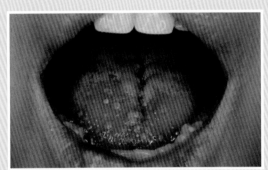

■ 成人にみられた疱疹性歯肉口内炎（初感染）
舌から口腔内に浸軟した水疱とびらんが多発。

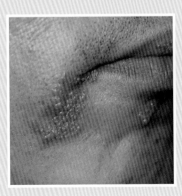

■ 口唇ヘルペス（回帰感染）
小さな水疱が集まり、痛みを伴う。

■ アトピー性皮膚炎患者にみられた
カポジ水痘様発疹症
顔面の広い範囲に多数の水疱が生じている。

受診のタイミング

- ☐ 唇や陰部など同じ部位に皮疹を繰り返す
- ☐ 痛みを伴う小水疱の出現を繰り返す
- ☐ 繰り返す皮疹のため精神的に悩んでいる
- ☐ 皮疹を繰り返さないように、治療を始めたい

重症化のサイン すみやかに受診

- ☐ **口の中に口内炎が急激に広がり、発熱を伴い、痛くて食べ物が食べられず、水分もとりにくい**
  - → 疱疹性歯肉口内炎を疑います。脱水症状に対する点滴と抗ウイルス薬治療を行います。

- ☐ **もともとアトピー性皮膚炎があり、顔に始まり、身体にも水疱が多発してきた**
  - → カポジ水痘様発疹症を疑います。抗ウイルス薬による内服療法、ときには入院の上、点滴で治療します。

主な治療法

1. 早期に診断し、抗ヘルペスウイルス薬を内服します。
2. 重症例では入院して抗ヘルペスウイルス薬の点滴で治療します。
3. 頻回に再発を繰り返す(年6回以上)性器ヘルペスでは、継続して抗ヘルペスウイルス薬を内服する再発抑制療法を行います。

診察時に医師に伝えること

- ☐ どの部位に皮疹が出現するか
- ☐ 今回が初めてか、あるいは過去に同様の症状を繰り返しているか
- ☐ 皮疹に痛みなどの先行する症状を伴うか
- ☐ 免疫抑制薬や抗がん薬の投与など、免疫力を下げる治療を受けているか

家庭でのケア

1 かいたり、頻繁（ひんぱん）に触ったりしないようにし、病変部の悪化やほかの場所への感染を防ぎます。特に小さな子どもの場合は、こすったり、引っかいたりしないように注意しましょう。

2 ケアのために病変部を触ったときは、手洗いを念入りに行ってください。

→ 接触によって感染します。

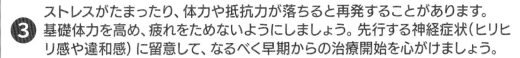

3 ストレスがたまったり、体力や抵抗力が落ちると再発することがあります。基礎体力を高め、疲れをためないようにしましょう。先行する神経症状（ヒリヒリ感や違和感）に留意して、なるべく早期からの治療開始を心がけましょう。

→ 過労、発熱を伴うかぜ（感冒）は、回帰感染のきっかけとなります。

→ 先行症状がみられたら、自分で治療を開始することで再発を軽くする方法もあります。

4 口唇（こうしん）ヘルペスは、屋外（おくがい）スポーツ、スキーなど強い紫外線曝露（しがいせんばくろ）がきっかけとなります。

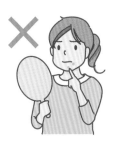

水ぼうそう（水痘）

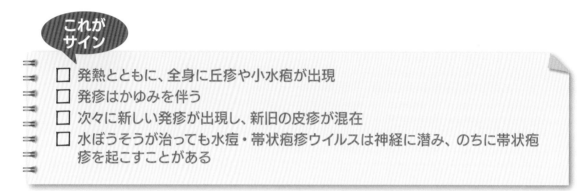

**これが
サイン**

- [ ] 発熱とともに、全身に丘疹や小水疱が出現
- [ ] 発疹はかゆみを伴う
- [ ] 次々に新しい発疹が出現し、新旧の皮疹が混在
- [ ] 水ぼうそうが治っても水痘・帯状疱疹ウイルスは神経に潜み、のちに帯状疱疹を起こすことがある

こんな病気

水ぼうそうの正式病名は水痘です。子どもの水ぼうそうの発疹や大人の帯状疱疹に存在する水痘・帯状疱疹ウイルスが初めて感染を起こすことで、水ぼうそうを発症します。約2週間の潜伏期間ののちに、38度前後の発熱、かゆみのある赤い発疹から始まります。発疹は翌日くらいには水疱になり、頭皮、おなか、背中、手足、口の中など全身に広がります。赤い発疹、水疱、かさぶた（痂皮）と、さまざまな状態の発疹が混在することが特徴です。子どもでは全身症状は軽い場合が多いですが、ときに高熱が出たり、髄膜炎を起こすこともあります。

水ぼうそうが治ったあとも、水痘・帯状疱疹ウイルスは身体から排除されず、全身の神経節に潜んでいます。多くの場合は潜んだままですが、一部の人は数年から数十年後に帯状疱疹を起こすことがあります。

原 因

水痘・帯状疱疹ウイルスの初感染です。感染力が強く、咳・くしゃみなどによる飛沫感染、空気中に漂っている水痘・帯状疱疹ウイルスによる空気感染でうつります。予防接種（ワクチン）によって免疫をつけることが重要です。水ぼうそうが治っても、水痘・帯状疱疹ウイルスは生涯にわたって神経に潜み、免疫力が弱まると再び活性化して、帯状疱疹を引き起こすことがあります。

症状が出やすい部位

頭部、顔面、口腔粘膜を含む全身。

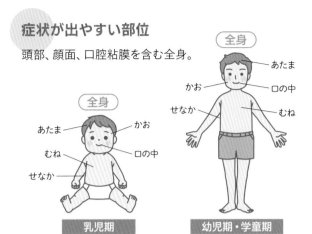

【全身】

あたま
かお
口の中
むね
せなか

乳児期

【全身】

あたま
かお
口の中
せなか
むね

幼児期・学童期

好発年齢 0〜9歳

症状が出やすい時期 （通年）

春	夏	秋	冬

年間を通して出現します。

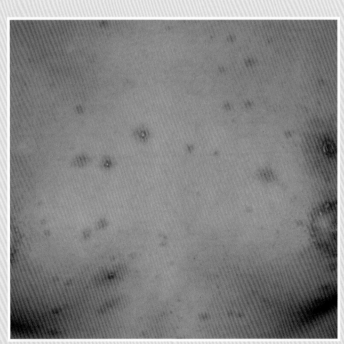

■ 水痘による発疹
赤みを伴う小水疱、紅斑が多発。

（写真提供：小林里実先生／聖母病院皮膚科部長）

受診のタイミング

診察時間内に受診

☐ 発熱があり、身体がだるくてぐずっている
☐ 発疹がかゆくて、引っ掻いている
☐ 急に発疹の数が増えて、全身に拡大してきた
☐ 顔など目立つ部位に水疱が多い

**重症化の
サイン** **すみやかに受診**

☐ **高熱がみられ、頭痛を訴えている、ぼーっとしている。**
　➡ 髄膜炎、脳炎を起こしている疑いがあります。その場合、早急に検査、抗ウイルス薬の治療が必要です。

主な治療法

1 抗ウイルス薬を内服します。
2 新生児、成人での発症、免疫力を下げる治療をしている場合には、抗ウイルス薬を点滴します。
3 かゆみが強い場合には、抗ヒスタミン薬を内服します。
4 発疹にはワセリン、抗菌外用薬を塗布し、ガーゼで保護します。

診察時に医師に伝えること

- ☐ 水ぼうそう、帯状疱疹の患者さんと接触する機会があったか
- ☐ 発熱、だるさ、意識低下などの程度
- ☐ いつから発疹が出ているか
- ☐ 自宅でどのようなケアを行っていたか
- ☐ 水ぼうそうは感染力が強いため、医療機関では別室で診察が必要です。受診する前に医療機関へ電話で相談しましょう。

家庭でのケア

❶ 水疱にはなるべく触らない、無理につぶさない。

→ 水疱の中にはウイルスがたくさんいますので、それを広げる可能性があります。また、あとが残ったり、細菌感染を起こしてひどくなる場合もあります。

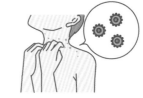

❷ かさぶたになったら、自然にはがれるのを待ってください。

→ 無理にはがすと、びらん、潰瘍（かいよう）になり、細菌感染を起こして悪化することがあります。

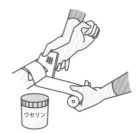

❸ 発疹はワセリンとガーゼなどで保護する。

→ 掻きこわした部分から細菌に感染することを防ぎます。

❹ すべての皮疹がかさぶたになるまでは、通園・通学は禁止です。

→ 感染力が強いため、学校保健安全法により出席停止期間が定められています。

65

帯状疱疹
たいじょうほうしん

☐ 皮疹が生じる数日前からピリピリとした神経痛が先行することが多い

☐ 神経の走行に沿って帯状に皮膚症状が出現する

☐ 治癒後に神経痛が残ることがある

☐ 水ぼうそうにかかったことがない子どもに対し、水ぼうそうとしてうつすことがある

こんな病気

小児期にかかった水ぼうそうが治癒した後、神経節に潜伏感染していたウイルス（水痘・帯状疱疹ウイルス）が再活性化して生じる感染症が帯状疱疹です。体の片側にまず神経痛が生じ、数日遅れてその部位に帯状に紅斑、丘疹、水疱が生じて、さらに痛みが増強します。3週間ほどで治癒しますが、あと（瘢痕）や後遺症として神経痛［帯状疱疹後神経痛 (PHN)］を残すことがあります。帯状疱疹は生涯に一度のことが多いですが、まれに2回以上かかることがあります。

原 因

小児期にみずぼうそうにかかった後、神経節に潜伏感染していた水痘・帯状疱疹ウイルスが再活性化することで生じます。ウイルスの再活性化は、疲労、ストレス、加齢、悪性腫瘍、免疫抑制治療など、免疫力の低下がきっかけになることが多いです。

症状が出やすい部位

胸部や背中に生じることが多く、顔面、腕、おしり（臀部）など全身に出現します。

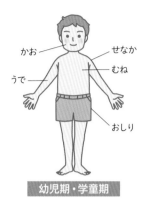

かお
せなか
うで
むね
おしり

幼児期・学童期

症状が出やすい時期 [通年]

春	夏	秋	冬

年間を通じて発症します。冬季は神経痛が悪化しやすいです。

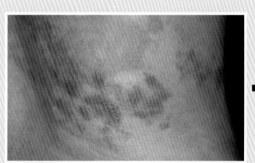

■ 背部の帯状疱疹（初期）
紅斑、水疱が帯状に配列。

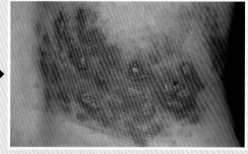

■ 背部の帯状疱疹
左の図の4日後。皮疹が拡大している。

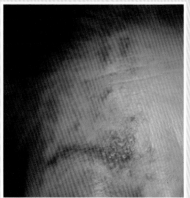

■ 顔面
顔面を含め、全身に生じうる。

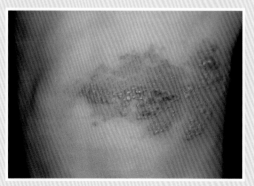

■ 子ども（6歳）の帯状疱疹

受診のタイミング

診察時間内に受診

- ☐ 数日前からピリピリとした痛み、違和感を自覚している
- ☐ 痛みの出現から数日遅れて皮疹が出現してきた
- ☐ 痛みを伴う紅斑、水疱を体の片側に認める

重症化の サイン すみやかに受診

- ☐ **数日前から神経の走行に沿って帯状に出現していた皮疹が拡大し、全身に紅斑や小水疱を生じるようになった。**
  - → 基礎疾患として悪性腫瘍のある場合や免疫抑制治療中で免疫力が著しく低下している場合、ウイルスが全身に拡大し汎発性帯状疱疹を発症することがあります。強い感染力があるため、個室での入院加療が必要となります。

- ☐ **顔面の帯状疱疹発症後に、目を閉じられない、口の中から食べ物がこぼれる、難聴、めまい、味覚障害などの症状が出現した。**
  - → 耳周囲の帯状疱疹では顔面神経麻痺や内耳神経障害をきたすことがあります（ハント症候群）。

- ☐ **顔面、特に額や目の周りに急に紅斑、水疱が出現し、腫れてきた。**
  - → 額や目の周りの帯状疱疹では結膜炎や角膜炎などの眼合併症を認めることがあります。皮膚科とあわせて眼科を受診し、検査を行うことが重要です。

主な治療法

1. 1日も早く診断して、抗ウイルス薬による治療を開始します。
2. 中等症までは内服薬を使用して外来通院での治療も可能ですが、重症例、高齢者、免疫抑制患者では入院の上、抗ウイルス薬の点滴加療が必要となります。
3. 急性期痛の時期から後遺症としての帯状疱疹後神経痛への対策をとります。
4. 顔面の帯状疱疹では、眼合併症、顔面神経麻痺の出現に注意します。
5. 50歳以上の方は、帯状疱疹の発症予防を目的として、水痘・帯状疱疹ワクチンを任意接種できます。

診察時に医師に伝えること

☐ いつから痛みや皮疹が出現したか

☐ 皮疹の出現前に痛みが先行したか

☐ 痛みの程度

☐ 基礎疾患（悪性腫瘍、膠原病_{こうげんびょう}など）の有無、投与を受けている薬剤について

家庭でのケア

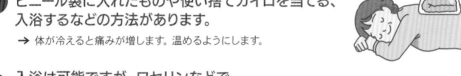

❶ 患部_{かんぶ}は温めて血行_{けっこう}を促進_{そくしん}します。温めたタオルを
ビニール袋に入れたものや使い捨てカイロを当てる、
入浴するなどの方法があります。

→ 体が冷えると痛みが増します。温めるようにします。

❷ 入浴は可能ですが、ワセリンなどで
皮疹を保護するようにしましょう。

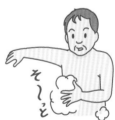

❸ 皮疹を掻きこわしたり、
破_{やぶ}ったりしないようにしましょう。

→ 皮疹が破れると、細菌による二次感染が起きやすくなります。

❹ なるべく無理をしないで、安静_{あんせい}を心掛けましょう。

→ 帯状疱疹の発症は、疲労、ストレスなどにより免疫力が低下したことがきっかけになります。

❺ 水ぼうそうにかかったことのない乳幼児への接触は避けます。

→ 水ぼうそうを発症させる可能性があります。

いぼ（尋常性ゆうぜい）

これがサイン

☐ 手や足を中心に、盛り上がったいぼ（ゆうぜい）が複数生じる
☐ 自覚症状はほとんどない
☐ 自分の他の部位にもうつって広がる
☐ 他人にもうつる
☐ ウイルス感染から、いぼができるまで数ヵ月かかる

こんな病気

皮膚表面の小さな傷からヒト乳頭腫ウイルス（HPV）が侵入して表皮細胞に感染し、盛り上がったいぼ（ゆうぜい）が複数生じます。子どもにしばしばみられ、指（指趾）や足のうら（足底）に生じることが多いです。全身に生じますが、できる場所により形状、呼び方、ウイルス型が異なります。手の指、足の指（足趾）、足のうらにできると「尋常性ゆうぜい」と呼ばれ、主にHPV 2型が関与します。顔面にできると「扁平ゆうぜい」と呼ばれ、主にHPV 3型、HPV 10型が関与します。陰部にできると「尖圭コンジローマ」と呼ばれ、主にHPV 6型、HPV 11型などが関与します。

原因

皮膚の微細な傷からヒト乳頭腫ウイルス（HPV）が侵入し、表皮細胞に感染することで生じます。ヒトからヒトへの直接感染もありますが、その他の感染経路は不明のことが多いです。感染してからいぼが現れるまでには数ヵ月かかります。

症状が出やすい部位

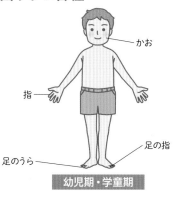

- かお
- 指
- 足の指
- 足のうら

幼児期・学童期

好発年齢 0歳～

子どもを中心とした幅広い年齢に生じます。
陰部は青年期以降です。

症状が出やすい時期 （通年）

| 春 | 夏 | 秋 | 冬 |

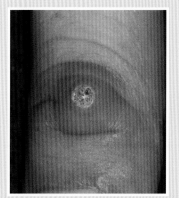

■ 手の指に単発した例（HPV1型）

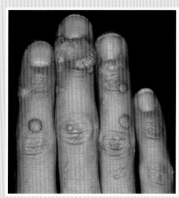

■ 手の指に多発した例（HPV2型）

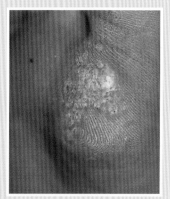

■ 足のうらにいぼ（ゆうぜい）が
多発している（HPV2型）

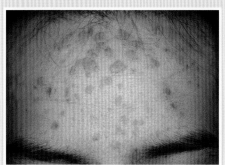

■ 顔面の扁平ゆうぜい（HPV3型）
平らないぼが額に多発している。

診察時間内に受診

- ☐ 手や足にいぼが出現し、徐々に数が増えてきた
- ☐ いぼが徐々に増大し盛り上がってきた
- ☐ 子どもがいぼを頻回に触ってしまう

主な治療法

1. 液体窒素による凍結療法が第一選択です。
2. サリチル酸絆創膏を貼って柔らかくして削る方法もよく用いられます。
3. ときには外科的に切除します。
4. 尖圭コンジローマはイミキモドクリームの外用を行うことがあります。
5. 十分に治療しないと再発することが多いです。
6. 多発して難治な場合は、局所麻酔をして炭酸ガスレーザーで治療することもあります。ただし、自由診療になります。

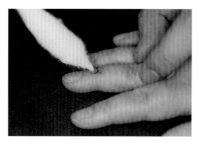

液体窒素による凍結療法

診察時に医師に伝えること

☐ いつからいぼが出現したか
☐ いぼの大きさ、数に変化はあるか
☐ 家族に同様の症状があるか
☐ 子どもがいぼに触っているか

家庭でのケア

❶ 手で患部を触らないようにしましょう。

→ 触っていると指にうつることがあるので注意が必要です。

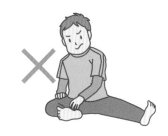

**❷ 液体窒素凍結療法は定期的に
何回も繰り返し行う必要があります。**

**❸ 治ったと思っても、
いぼは長期の経過観察が必要です。**

→ 感染しているものの、まだ現れていないいぼがある
可能性があります。

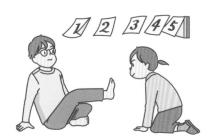

みずいぼ（伝染性軟属腫）

- ☐ 子どもに多発する、2～5mmほどの大きさの柔らかないぼ
- ☐ 半球状に隆起する常色（皮膚と同じ色）～淡紅色のいぼで、中央部が陥凹していることが多い
- ☐ 直接触れたり掻きこわすことで、他の部位や周囲の人にうつることがある
- ☐ 免疫抑制状態の患者（臓器移植後、AIDSなど）では大型のいぼが多発することがある

こんな病気

2～5mm程度の大きさの柔らかないぼが多発します。皮膚のバリア機能が低い子どもに多く、いぼに触れた指で他の部位を触ることで、うつって広がることがあります。胸をはじめ全身に生じえますが、おしり（臀部）や陰部にもみられます。アトピー性皮膚炎があるとバリア機能が低下しており、広範囲に多発することもあります。なお、成人では母親、保育士にみられることがあり、子どもからの感染が疑われます。青年期以降では、性感染症として陰部に生じる場合もあります。

原 因

伝染性軟属腫ウイルス（MCV）による皮膚感染症です。ウイルスが皮膚に直接感染して、いぼが増殖します。いぼを掻きこわすことで、さらに内容物（ウイルス）が皮膚のほかの部位に付着し、感染が拡大すると考えられています。

症状が出やすい部位

全身に生じます。おしり（臀部）や陰部にも生じます。

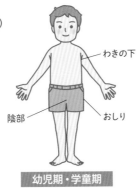

わきの下

陰部

おしり

幼児期・学童期

子ども（7歳くらいまで）に生じることが多いです。

症状が出やすい時期 （通年）

春	夏	秋	冬

通年みられますが、夏季に多いです。

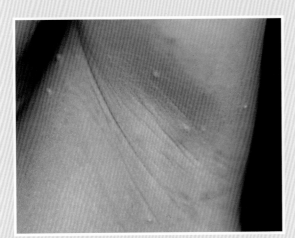

子どものみずいぼ（伝染性軟属腫）
まだ少数のみずいぼがみられるのみ。

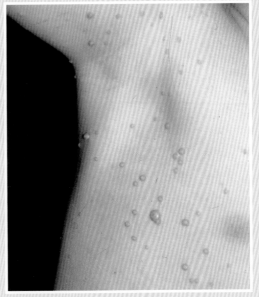

子どものみずいぼ（伝染性軟属腫）
数が増えて、やや大型のものもみられる。

受診のタイミング

- □ 2〜5mmほどの大きさの柔らかないぼがおしり（臀部）や陰部に出現してきた
- □ いぼの数が徐々に増えて、範囲が広がってきた
- □ 自然消退を待っていたが、いぼの数が増えてきた
- □ 子どもが頻繁にいぼを触る

主な治療法

1 自然消退することもありますが、消えずに拡大することも多く、数が少ないうちにつまみ取る処置（摘除）をしたほうがよいです。

2 最も一般的な治療は、ピンセットでいぼの内容物をつまみ取ります。

3 つまみ取る処置を行う約1時間前から麻酔テープを貼布して痛みを減らす方法もあります。

4 液体窒素による凍結療法や炭酸ガスレーザー治療を行う施設もあります。

診察時に医師に伝えること

☐ いつ頃からいぼが出現したか
☐ いぼの数が徐々に増えて広がっているか
☐ 家族内に同じような症状があるか
☐ いぼを頻繁に触ったり、掻きこわしているか

家庭でのケア

① 爪は短く切り、いぼは触らない。

→ いぼを掻きこわして、内容物が皮膚のほかの部分に
付着すると、感染が広がることもあります。

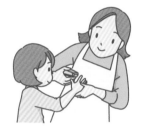

② 数が増え過ぎないうちに（できれば10個以下の
うちに）医療機関でつまみ取ってもらいます。
つまみ取ってもらった後も、数ヵ月は経過を
観察します。

③ 皮膚のバリア機能が低下した状態（アトピー性皮膚炎、
乾燥肌）だと、広範囲に多発することがあります。
数が増えないうちに治療やスキンケアを行い、
皮膚を良好な状態にしておきましょう。

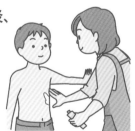

はしか（麻疹）

これが
サイン

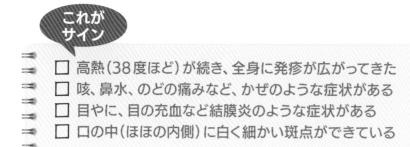

☐ 高熱（38度ほど）が続き、全身に発疹が広がってきた
☐ 咳、鼻水、のどの痛みなど、かぜのような症状がある
☐ 目やに、目の充血など結膜炎のような症状がある
☐ 口の中（ほほの内側）に白く細かい斑点ができている

こんな病気

感染機会から10日程度の潜伏期間の後に、38度台の発熱、咳、鼻水など風邪のような症状が出現します。この段階では発疹はありません。3〜4日で発熱はいったん治まりますが、また半日程度ですぐに上昇し始めると同時に、口の中（ほほの内側）に白い小さな斑点が現れます。この白い斑点を「コプリック斑」とよび、はしか（麻疹）に特徴的で、診断の重要な手掛かりとなります。コプリック斑が現れたすぐ後に、顔から体全体に赤い小さな斑が多数現れてきます。風疹に比べると、赤みが強い発疹です。発疹は1週間ほどで赤色から、赤みを帯びた褐色（赤褐色）に変わり、熱も同時に下がってきて回復に向かいます。発疹は褐色の色素沈着を残して、1ヵ月ほどで消えていきます。

原 因

麻疹ウイルスよる感染症です。麻疹ウイルスは感染力が極めて強く、咳・くしゃみなどによる飛沫感染、空気中に漂っている麻疹ウイルスによる空気感染のほか、接触感染でもうつります。マスク、手洗いでも防ぐことは困難とされ、集団感染を起こしやすい病気です。麻疹の予防接種（ワクチン）によって免疫をつけることが重要です。

全身

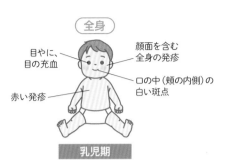

目やに、
目の充血

顔面を含む
全身の発疹

口の中（頬の内側）の
白い斑点

赤い発疹

乳児期

好発年齢 0歳〜

症状が出やすい時期

春　　夏　　秋　　冬

春に多くみられます。

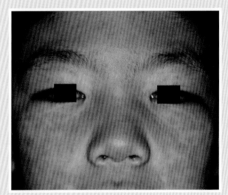

■ 麻疹による発疹、目の充血
（写真提供：小林里実先生／聖母病院皮膚科部長）

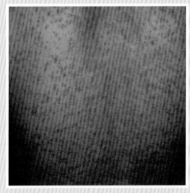

■ 背中にみられた赤みの強い斑点
（写真提供：小林里実先生／聖母病院皮膚科部長）

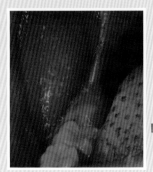

■ 口の中（ほほの内側）にみられる
白い小さな斑点（コプリック斑）
（写真提供：小林里実先生／聖母病院皮膚科部長）

受診のタイミング

診察時間内に受診

- ☐ 38度台を越える高熱が続き、かぜのような症状もひどい
- ☐ 発疹が出て1週間を過ぎても解熱しない
- ☐ 麻疹ウイルスは感染力が強いので、院内感染を起こさないように受診前に医療機関に電話などで相談する

重症化のサイン すみやかに受診

- ☐ **高熱があり、咳、鼻水がひどくぐったりしている**

- ☐ **ミルク、食事などが摂れず、肌がカサカサしている**

- ☐ **ボーッとして、呼びかけても反応が鈍い**

  → 肺炎や脳炎を起こしている疑いがあります。医師の判断によっては、入院治療も必要になります。

主な治療法

1. 麻疹ウイルスに対する特効薬はありません。
2. 解熱剤や咳止めなどの対症療法が中心となります。
3. 肺炎や脳炎を合併すると、死亡する可能性もゼロではなく注意が必要です。入院の上、輸液、γグロブリン製剤の点滴などを行うことがあります。
4. 発疹に対して効果のある外用薬は特にありません。色素沈着は、自然に薄くなるのを待ちます。

診察時に医師に伝えること

☐ 麻疹・風疹混合ワクチン（MRワクチン）接種の有無と時期
☐ 発熱の経過（いったん熱が下がって再び発熱したか）
☐ 麻疹患者あるいは発疹のみられる人との接触機会の有無とその時期
☐ 水分の摂取状況

家庭でのケア

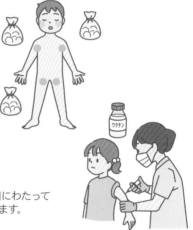

❶ 発熱に対してクーリングなどの処置をして、安静に過ごしましょう。

→ 麻疹ウイルスに対する特効薬はありません。

❷ 水分をしっかり摂りましょう。

→ 高熱に伴う脱水を防ぎます。

❸ 1歳になったらワクチン接種をすることが、唯一の予防手段です。

→ 日本では1歳児と小学校入学前1年間の幼児期に、計2回にわたって麻疹に対するワクチン接種が予防接種法で定められています。

❹ 解熱後3日経過するまでは、保育園や幼稚園への登園、学校への登校は休みましょう。

→ 解熱後3日経過するまで、出席停止措置が定められています（学校保健安全法により）。

風疹
ふうしん

- □ 全身に赤い発疹が広がる
- □ 発疹は3日ほどで消える
- □ 発熱は37〜38度ほどで、全身症状は比較的軽いことが多い
- □ 耳の後ろや首のリンパ節が腫れる

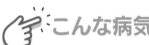 こんな病気

発熱、発疹、耳の後ろや首のリンパ節の腫れを特徴とする疾患です。発熱は37〜38度ほどのことが多く、半数ほどは発熱しないこともあります。発疹は淡紅色で小さく全身に広がり、3日ほどであとを残さずに消えます。口の中には出血による赤い斑点（フォルシュハイマー斑）がみられます。発疹が出る数日前から、耳の後ろや首などのリンパ節が腫れはじめ、3〜6週間ほど続きます。

子どもが風疹にかかると症状は比較的軽度ですが、大人、特に妊婦が感染すると胎内の赤ちゃんが風疹ウイルスに感染し先天性風疹症候群（心臓疾患、難聴、白内障など）を起こすことがあります。

原因

風疹ウイルスによる感染症です。成人が風疹ウイルスに感染すると、子どもより症状が重くなる傾向があります。女性・男性ともに風疹の予防接種（ワクチン）を受け、女性は妊娠前に免疫を獲得しておくことが重要です。

症状が出やすい部位

全身

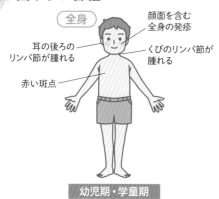

顔面を含む
全身の発疹

耳の後ろの
リンパ節が腫れる

くびのリンパ節が
腫れる

赤い斑点

幼児期・学童期

好発年齢 5～15歳

症状が出やすい時期 通年

| 春 | 夏 | 秋 | 冬 |

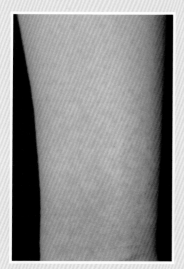

■ うでにみられた赤い斑点

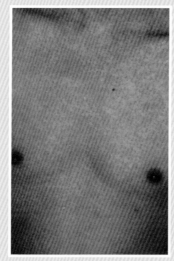

■ 風疹による発疹

（写真提供：小林里実先生／
聖母病院皮膚科部長）

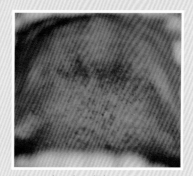

■ 口の中の赤い斑点
（フォルシュハイマー斑）

（写真提供：小林里実先生／
聖母病院皮膚科部長）

受診のタイミング

診察時間内に受診

- ☐ 軽度の発熱とともに全身に赤い発疹が広がってきた
- ☐ 発疹とともに耳後ろや首のリンパ節が腫れている
- ☐ 風疹が疑われるときは、院内感染を避けるために受診前に医療機関に電話などで相談しましょう

重症化のサイン **すみやかに受診**

- ☐ **高熱が出て、だるそうにしており、普段と様子が異なる**
  - → 脳炎などを起こしている疑いがあります。すぐに受診して検査が必要です。場合によっては入院が必要になることがあります。

主な治療法

1. 通常は何もせずに様子をみていきます。
2. 発疹はあとを残さずに消えていくので、塗り薬は不要です。
3. 口の中の赤い斑点(フォルシュハイマー斑)も自然に消退します。

診察時に医師に伝えること

☐ いつから発疹が出てきたか

☐ 風疹あるいは発疹がある人と接触したか

☐ 発熱、関節痛、だるさなどの程度

☐ 母親など身近にいる女性が妊娠しているか

家庭でのケア

①　外出は禁止ですが、自宅では普段通りの生活でかまいません。

➡ 子どもが風疹にかかると一般的に全身症状は軽症で済むことが多いです。

②　発疹が消失するまで通園や通学は禁止です。

➡ 発疹が消失するまで、出席停止措置が定められています
（学校保健安全法により）。

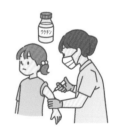

**③　1歳を過ぎたら麻疹・風疹混合ワクチン（MRワクチン）を
接種しましょう。**

➡ 日本では1歳児と小学校入学前1年間の幼児期に、計2回にわたって
風疹に対するワクチン接種が予防接種法で定められています。

**④　妊娠可能な年齢の女性が妊娠を考えている場合、
風疹の抗体検査を行い、抗体が低い場合は
ワクチン接種を検討しましょう。**

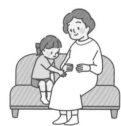

➡ 妊婦が風疹に感染すると、胎内の赤ちゃんが風疹ウイルスに
感染して、先天性風疹症候群（心臓疾患、難聴、白内障など）を
起こすことがあります。

突発性発疹

これが
サイン

- ☐ 生後6ヵ月頃〜3歳くらいまでの幼児に発症
- ☐ 高熱（38度以上）が3〜4日ほど続く
- ☐ 解熱とともに、おなか・背中に発疹が出て手足へ広がり、発疹は2〜4日で消える
- ☐ 熱性けいれんを起こすことがある
- ☐ 後遺症は残らない

こんな病気

突発性発疹は、3歳くらいまで（特に生後6〜12ヵ月の乳幼児）に起こる、突然の発熱がみられる病気です。原因となるのはヘルペスウイルスの仲間で、このウイルスに対する母親からの抗体がなくなった頃に発症します。38度以上の高熱が3日ほど続いて、解熱した後に全身にあせものような小さな赤い斑点が出てきます。発疹は5mm程度の小さいもので、顔から手足にたくさんできます。この発疹は3〜4日であとを残さずに消えます。発熱によって熱性けいれんを起こすこともあるほどですが、後遺症は残さず、その他の症状もほとんどなく、比較的機嫌は良いことが多いです。極めてまれですが、脳炎、肝炎などの合併症を起こすことがあります。

原因

ヒトヘルペスウイルス（HHV6型、HHV7型）の感染で起こります。このウイルスは一度感染すると、回復後もずっと体内にとどまり、唾液からウイルスが排泄され続けます。そのため、例えば口移しなどで親から子どもへ感染して発症します。

症状が出やすい部位

発疹は顔面、からだ（体幹）などに
みられます。

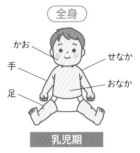

全身

かお
手
足
せなか
おなか

乳児期

症状が出やすい時期　通年

春	夏	秋	冬

男女差や季節性はありません。

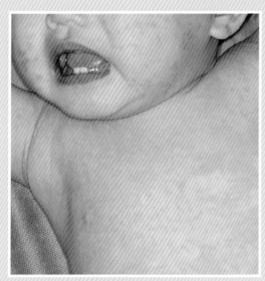

■ 突発性発疹による皮疹
首（頸部）や顔面にも不整形紅斑が拡大している。

（写真提供：馬場直子先生／
神奈川県立こども医療センター皮膚科部長）

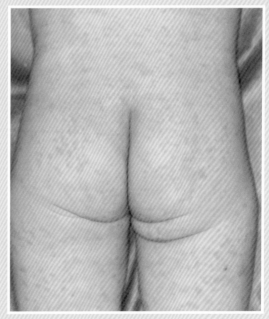

■ 背中からおしり（臀部）の突発性発疹による皮疹
1歳2ヵ月、女児。

（写真提供：馬場直子先生／
神奈川県立こども医療センター皮膚科部長）

受診のタイミング

診察時間内に受診

- □ 発疹が出ないうちは診断が難しいので、自宅で経過観察する
- □ 生まれて初めての発熱、発疹であることが多いので、心配な場合は受診する
- □ 突発性発疹と思われても、ミルクや離乳食が進まないときは、受診する

重症化のサイン すみやかに受診

- □ **熱が下がらず、熱性けいれんを起こした**
  - → けいれんに対する治療の必要がある場合は少ないですが、症状の確認が必要です。

- □ **元気がなく、ボーッしている**
  - → 脱水を起こしている可能性があり、点滴が必要な場合があります。また、極めてまれですが、急性脳炎や肝炎を起こしている可能性もあり、検査で確認します。

主な治療法

1. 突発性発疹であれば、ほとんどの症例においては治療の必要はありません。
2. 発疹もあとを残さずに消えます。
3. 原因となるヒトヘルペスウイルス6型、ヒトヘルペスウイルス7型を抑える薬はありません。
4. 解熱剤など対症療法を行います。
5. 脱水に対する水分補給は十分に行います。必要であれば点滴を行います。
6. けいれんがひどい場合は、抗けいれん薬を使用することがあります。
7. 急性脳炎が疑われる場合は、検査、入院治療が必要となります。

診察時に医師に伝えること

- ☐ 発疹が出てくるまでの経過
- ☐ これまでに熱を出したことがあるか
- ☐ これまでにけいれんを起こしたことがあるか
- ☐ 水分は十分に摂れているか

家庭でのケア

① 水分を十分に摂る

→ 脱水を防ぐことが大切です。ミルク、離乳食が
進まないときは湯冷まし、麦茶などを与えましょう。

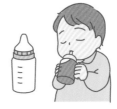

② なるべく安静にする

→ 生活を大きく変える必要はありませんが、発疹が
消えるまでは無理をせず、静かに過ごしましょう。

**③ けいれんを起こさないか、
子どもの様子を見守る**

→ 熱性けいれんは、突発性発疹の合併症として
比較的多くみられます。

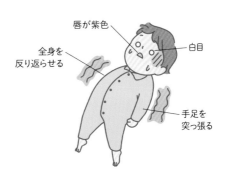

唇が紫色
白目
全身を
反り返らせる
手足を
突っ張る

④ 発疹には塗り薬は必要ありません

→ 発疹は2〜4日であとを残さず自然に消えます。

リンゴ病（伝染性紅斑）

- ☐ 両ほほに蝶の羽のような形の赤い発疹がみられる
- ☐ ほほがリンゴのように赤くなるので、別名「リンゴ病」と呼ばれる
- ☐ レースのような赤い発疹が腕や太ももにみられる
- ☐ ほほに赤みが出る1週間くらい前に、微熱がみられることがある

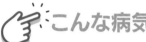 こんな病気

10〜20日くらいの潜伏期間の後、ほほに急に赤い発疹が出てきます。発疹はリンゴのように赤いことが特徴です。手足に網目状の赤い斑点もしばしばみられます。子どもでは発疹以外は微熱程度で、ほぼ無症状です。発疹は1週間程度で、あとを残さずに消えることが多いです。最も感染を広げやすいとされる期間は、発疹が出る前です。発疹が出ている段階では感染力はほとんどないので、日常生活に制限はありません。

大人では、歩けないほどの関節痛が出ることもあります。妊婦が感染すると赤ちゃんにまれに胎児水腫という病気が起こり、流産や死産になるリスクがあります。

原因

ヒトパルボウイルスB19による感染症です。一度感染すると、生涯にわたる免疫がつきます。咳やくしゃみなどの飛沫でうつりますが、感染しても症状がでないこともあります（不顕性感染）。感染力が強いウイルスではありませんが、免疫がなければ大人にも感染します。大人では、歩けないほどの関節痛が出ることもあります。妊娠中の女性が感染すると、おなかの赤ちゃんが貧血になったり、身体に水がたまる胎児水腫となり流産や死産となるリスクがあります。

症状が出やすい部位

ほほに赤い発疹がでます。
腕や太ももにレースもようのような
赤い発疹がみられます。

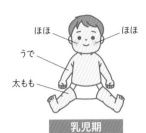

ほほ　　ほほ
うで
太もも

乳児期

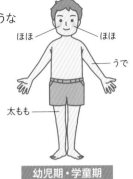

ほほ　　ほほ
うで
太もも

幼児期・学童期

症状が出やすい時期　通年

春	夏	秋	冬

男女差や季節性はありません。

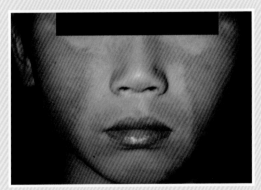

■ 伝染性紅斑によるほほの赤い発疹
(写真提供：小林里実先生／聖母病院皮膚科部長)

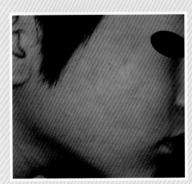

■ 伝染性紅斑による
ほほの赤い発疹
(写真提供：小林里実先生／
聖母病院皮膚科部長)

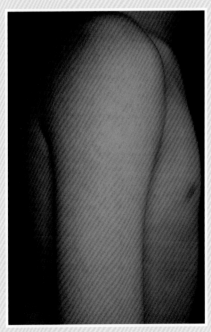

■ 伝染性紅斑によるうでの赤い発疹
(写真提供：小林里実先生／聖母病院皮膚科部長)

受診のタイミング

診察時間内に受診

- ☐ 両ほほに真っ赤な発疹が出ている
- ☐ 赤い発疹がうでや太ももにも広がってきた
- ☐ 母親や接触の機会のある人が妊娠中である

**重症化の
サイン** すみやかに受診

- ☐ ほとんどの場合は必要ありませんが、**顔色が悪い、元気がない、出血がある、紫斑(青
あざ)がみられる場合など**
  - → 汎血球減少症、血小板減少症などを併発している疑いがある場合は、検査、治療が必要となることがあります。

主な治療法

1 子どもでは、特別な治療法はなく、様子をみることになります。

2 大人では解熱剤や痛み止めなど、対症療法が必要なこともあります。

3 発疹を少しでも早く治したいときは、ステロイド外用薬を使用することがあります。

診察時に医師に伝えること

- ☐ 数週間以内に、リンゴ病など発疹が出ている人と接触する機会があったか
- ☐ 発疹が出る前に何らかの症状がみられたか
- ☐ 母親や知り合いの人が妊娠しているか
- ☐ 以前に子どもがかかったことのある、発疹の出る病気

家庭でのケア

①　入浴をはじめ、日常生活に制限はなく、通常は特別なケアは必要ありません。

→ 特別な治療法はなく、経過観察、対症療法が中心となります。

②　通園、通学に制限はありません。

→ 発疹が出た段階では、周囲の人に感染を広げる可能性はほとんどありません。子ども元気であれば通園や通学に制限はありません。

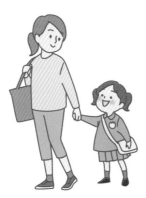

手足口病

てあしくちびょう

**これが
サイン**

- ☐ 手のひら、足の裏を中心として水疱が多発し、口内炎を伴う
- ☐ 口の中が痛く、食欲が落ちる
- ☐ 熱は38度くらいですぐに解熱する
- ☐ 夏季に流行し、1週間〜10日で治る

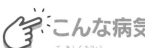

こんな病気

手足口病：生後6カ月頃〜5歳くらいまでの乳幼児を中心に、夏季に流行します。5日前後の潜伏期間を経て、口の中の粘膜に口内炎がいくつもできます。痛くて飲み込めないために、食欲が落ちることがあります。口と同時か、少し遅れて手のひら、足のうら、指の腹に赤い斑点が現れて、水ぶくれ（水疱）に変化します。やや長細い形の水疱です。熱も38度くらい出ますが1〜2日で下がり、発疹は1週間〜10日で治ります。下痢や嘔吐がみられることもあります。

ヘルパンギーナ：手足口病に似た病気で、口の中だけに口内炎が多発する疾患です。手足口病と同様に夏季に流行し、夏かぜの代表的疾患です。突然の発熱に続いて咽頭痛が出現し、のどの奥に小さな水疱や口内炎が多発します。唾液も飲み込むのがつらくなり、よだれが多くなってきます。1週間ほどで治りますが、熱性けいれんを起こす場合や、まれに髄膜炎を起こすことがあります。

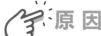

原因

コクサッキーウイルスやエンテロウイルスによる感染症です。感染した人の唾液や便に触れた手、咳・くしゃみなどによってウイルスが口や鼻に入ることで感染します。感染力が強く、保育園や幼稚園では集団感染に注意が必要です。

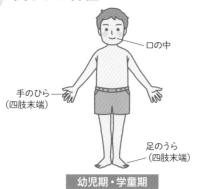

口の中

手のひら
(四肢末端)

足のうら
(四肢末端)

幼児期・学童期

好発年齢 **5**歳以下

症状が出やすい時期

春	夏	秋	冬

主に夏に流行します。

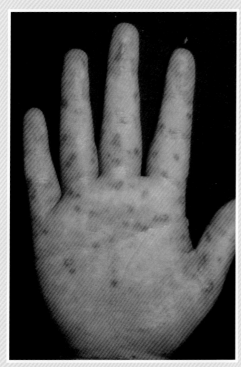

■ 手足口病による手のひらの赤い斑点、水疱
（写真提供：小林里実先生／聖母病院皮膚科部長）

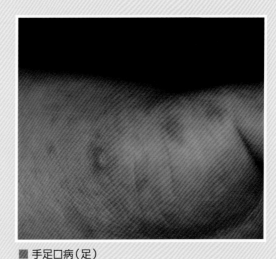

■ 手足口病（足）
（写真提供：小林里実先生／聖母病院皮膚科部長）

受診のタイミング

診察時間内に受診

- ☐ 手のひら、足のうらに水疱がみられ、口内炎も多発している
- ☐ 口の中の痛みが強く、食欲が落ちている
- ☐ 熱が高くてだるそうにしている

重症化のサイン　すみやかに受診

- ☐ **高熱が続いてボーッとしており、問いかけても反応が悪く、普段と様子が違う**
  - ➡ まれに髄膜炎や脳炎を起こすことがあり、速やかに医療機関を受診する必要があります。

主な治療法

1 手足口病ウイルスに対する特効薬はありません。
2 解熱剤、鎮痛剤などの対症療法が中心です。
3 脱水が疑われるときは輸液をすることがあります。

診察時に医師に伝えること

- ☐ 発熱の程度、持続期間
- ☐ 手、足、口以外に発疹が出ているところはあるか
- ☐ 食事、水分は十分に摂れているか
- ☐ 保育園や幼稚園で手足口病の集団感染が起きているか

家庭でのケア

❶ 口内炎がひどいときは、酸味や塩分の少ない食事にしましょう。

➡ 食べ物の刺激を少しでも減らし、痛みを軽減します。

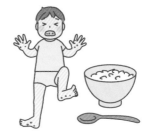

❷ 水疱などの発疹にはワセリンを塗り、ガーゼなどで保護しましょう。

➡ 発疹に特効薬はありません。

❸ 流水と石けんで十分に手洗いを行いましょう。

➡ 手足口病が治った後も比較的長い期間、便などからウイルスが排泄されることがあります。感染を広げないためにも、みんなでしっかりと手洗いをすることが重要です。

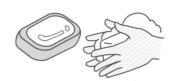

紅斑 <small>こうはん</small>

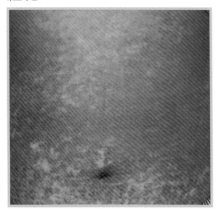

毛細血管が拡張・充血して、皮膚表面の色が赤く見える状態です。

水疱 <small>すいほう</small>

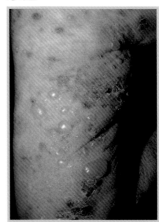

表皮内、表皮下に漿液が貯留し、半球状に隆起した状態を指します。いわゆる水ぶくれのことです。

丘疹 <small>きゅうしん</small>

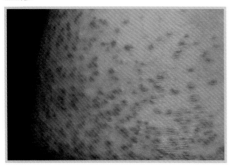

直径10mm以下で、皮膚が隆起した病変を指します。成因は、表皮の増殖、真皮内での浮腫、炎症などです。写真は炎症による紅色丘疹を示しています。

漿液性丘疹 <small>しょうえきせいきゅうしん</small>

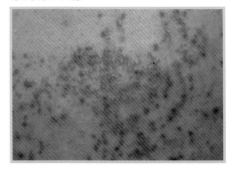

丘疹と同様に直径10mm以下の皮膚が隆起した病変の頂点に、小さな水ぶくれを伴います。

いろいろな発疹

膿疱

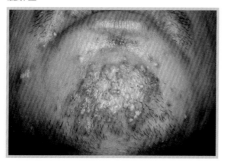

水疱の内容物が膿（主に好中球により白色や黄色に濁った状態）のもの。細菌感染による膿疱（毛包炎、癤など）と、無菌性膿疱があります。

疱疹

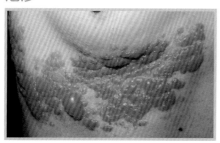

小水疱あるいは小膿疱が集まった状態です。ヘルペスウイルス感染による単純疱疹や帯状疱疹などでみられます。
（※写真は帯状疱疹の一例です）

膨疹

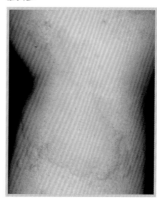

真皮上層の炎症により急激に生じて、24時間以内にあとを残さず消失する、赤み（淡い紅斑）を伴った限局性の浮腫です。代表的な疾患はじんましんです。

〔 膨疹 〕

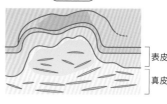

真皮上層の血管が拡張して赤みが生じ、膠原線維間に水分（血漿）が貯留（浮腫）している。

〔 浮腫 〕

真皮のコラーゲン線維の間に水分が過剰に貯留した状態です。皮膚の炎症でしばしばみられます。足全体がむくんだり、からだ全体に水分が溜まることもありますが、静脈やリンパ管の通行障害による局所性浮腫と、全身性疾患（腎機能障害、心機能障害、低アルブミン血症など）による全身性浮腫に大別されます。いわゆる「むくみ」です。

びらん

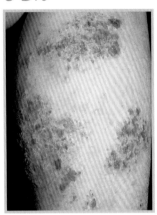

表皮の剥離による欠損です。多くは
紅色で、漿液により湿潤しています。
真皮には欠損が及んでいないため、
治癒後にあとは残りません。

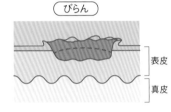

びらん

表皮

真皮

表皮の剥離による
欠損

潰瘍

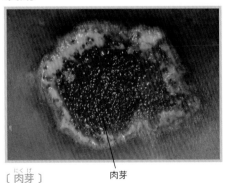

〔 肉芽 〕

肉芽

潰瘍の治癒過程で生じる血管増生を
主体とした変化です。

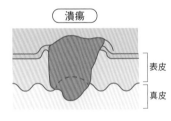

潰瘍

表皮

真皮

表皮・皮下組織に
及ぶ欠損

真皮、皮下組織にまで及ぶ深い組織
欠損です。潰瘍底には肉芽が形成さ
れ、治癒後にあとが残ります。褥瘡、
外傷、熱傷などでみられます。

100

いろいろな発疹

痂皮（かひ）

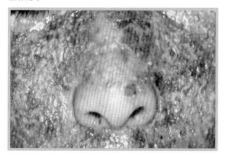

傷口から染み出た血液、漿液、膿などが皮膚表面に付着し、固まったもの。血液成分が多いものは、血痂（けっか）といいます。いわゆる「かさぶた」のことです。

面皰（メンボウ）（コメド）

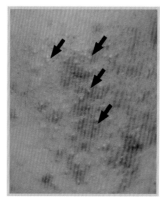

にきびの始まりの白い小さなぶつぶつである白色面皰（コメド）。写真では炎症性皮疹の紅色丘疹と面皰が混在。

鱗屑（りんせつ）

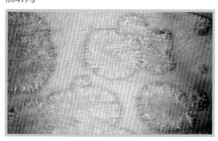

角質が著しく厚くなり、多数の角質細胞が一塊となって鱗（うろこじょう）状の白色片（はくしょくへん）を形成し、皮膚に蓄積した状態を指します。乾皮症、湿疹、乾癬、魚鱗癬（かんせん　ぎょりんせん）などでみられます。
（※写真は乾癬の一例です）

瘢痕（はんこん）（ケロイド）

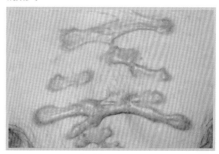

真皮にまで及ぶ組織欠損（そしきけっそん）が、肉芽組織に置き換わって表皮に覆われ、修復されたものです。肥厚性瘢痕（ひこう　せいはんこん）、萎縮性瘢痕（いしゅくせいはんこん）、ケロイドに分類されます。

もう慌てない！
子どもの皮膚病 この一冊

定価 本体 1,500円（税別）

2023年7月22日 第1版第1刷発行©

執　筆　川島　裕平
監　修　川島　眞
発行者　松岡　武志
発行所　株式会社メディカルレビュー社
　　　　〒113-0034　東京都文京区湯島3-19-11 湯島ファーストビル
　　　　電話 03-3835-3041（代）
　　　　　　編集制作部：電話 03-3835-3043
　　　　　　事業推進部：電話 03-3835-3049　FAX 03-3835-3075
　　　　　　　　　　メール sale@m-review.co.jp
　　　　〒541-0046　大阪府大阪市中央区平野町3-2-8 淀屋橋MIビル
　　　　電話 06-6223-1468（代）
　　　　ホームページ http://publish.m-review.co.jp

印刷・製本／シナノ印刷

ISBN 978-4-7792-2769-1　C 2077